U0245935

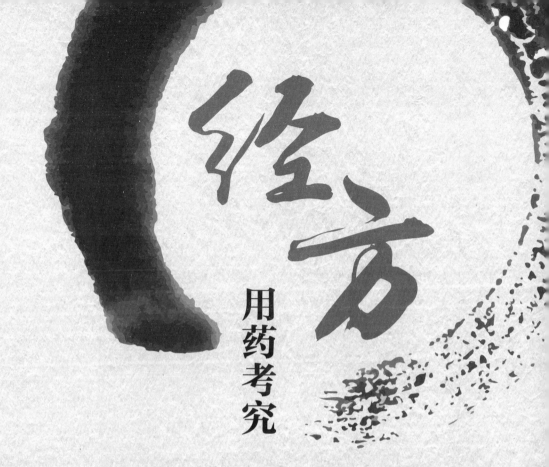

经方
用药考究

顾 问　徐志尧

主 编　苏海萍

副主编　孟庆安

编 者（以姓氏笔画为序）：

　　马 艳　马金荣　王春来

　　刘 莹　苏海萍　肖 扬

　　孟庆安　高利兴

人民卫生出版社

·北京·

图书在版编目（CIP）数据

经方用药考究 / 苏海萍主编 . —北京：人民卫生
出版社，2024.3
ISBN 978-7-117-34804-1

Ⅰ . ①经… Ⅱ . ①苏… Ⅲ . ①经方 – 研究 Ⅳ .
①R289.2

中国国家版本馆 CIP 数据核字（2023）第 094631 号

人卫智网	www.ipmph.com	医学教育、学术、考试、健康，购书智慧智能综合服务平台
人卫官网	www.pmph.com	人卫官方资讯发布平台

经方用药考究
Jingfang Yongyao Kaojiu

主　　编：苏海萍
出版发行：人民卫生出版社（中继线 010-59780011）
地　　址：北京市朝阳区潘家园南里 19 号
邮　　编：100021
E - mail：pmph @ pmph.com
购书热线：010-59787592　010-59787584　010-65264830
印　　刷：三河市宏达印刷有限公司
经　　销：新华书店
开　　本：710×1000　1/16　印张：13
字　　数：213 千字
版　　次：2024 年 3 月第 1 版
印　　次：2024 年 3 月第 1 次印刷
标准书号：ISBN 978-7-117-34804-1
定　　价：48.00 元

打击盗版举报电话：**010-59787491**　E-mail：**WQ @ pmph.com**
质量问题联系电话：**010-59787234**　E-mail：**zhiliang @ pmph.com**
数字融合服务电话：**4001118166**　E-mail：**zengzhi @ pmph.com**

前言

理、法、方、药是中医诊疗全过程的高度概括,方、药是其中重要的组成部分。方剂是由药物组成的,药物通过有序配伍组合,可以增强或改变药物本来的药性,调其偏性,减缓其毒性或副作用,发挥药物间相辅相成、相制相成、相反相成等作用,使各具不同特性的药物组合成有序、统一的整体,从而发挥更好的临床疗效。

中医临床辨证施治,遣药组方,既要遵循君、臣、佐、使的组方原则,又要熟练掌握用药的规律及灵活应用的技巧。组方用药规律主要指选药规律、配伍规律、剂量规律、炮制规律,还包括剂型、用法、调养、护理等。用药技巧是综合灵活应用组方用药规律,以应对临床复杂多变病证的处理能力,它在遣药组方中能保证组方原则的实施,更能最大限度地满足中医临床辨证施治、灵活化裁的需求,也是"方之精,变也"的实质所在。

东汉张仲景《伤寒杂病论》中所载经方,组方结构严谨、选药恰当、配伍合理、剂量精当、疗效可靠,至今仍在临床上广泛应用,是中医之经典,被后人奉为"方书之祖"。经方中的组方原则、用药规律及应用技巧堪称经典,其选药、配伍、剂量的变化,值得今人深入学习、研究。本书选用经方常用药物,以及与其他药物配伍组合成"药对",结合其在方剂中的应用,可使读者学习和探究张仲景经方中的用药、配伍规律及应用技巧。

本书是徐志尧老师在多年医院药学及中药临床药学实践、教研中领悟到的组方用药规律的应用技巧总结,他在教研中同时融入中医辨证思维,收到了较好的效果,使带教学生能够掌握各种方剂的用药规律及应用技巧,强化和扩展了临床药学实践中遣药组方、方药分析的思路及范围,以应对临床各种复杂多变的病证。

本书的出版希望能对临床医师、药师有所裨益,粗浅不足、不当之处敬请批评指正。

编者

2023 年 10 月

目录

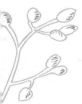

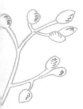

第一章 总 论

第一节 《伤寒论》中的理、法、方

我们的祖先在生活实践中逐渐发现了药物,最初只是单味药治病,经过长期的经验积累,逐渐发展为几味药配合应用,疗效优于单味药而形成了方剂。方剂的确定不仅反映医生辨证论治的技术水平,也决定着临床治疗疾病的实效。历代中医专家对方剂都十分重视,把方剂当成辨证论治诊疗过程中最为重要的一环,将方剂看成是理、法、方、药紧密结合的产物,方剂是治疗方法的最终体现。

东汉时期张仲景著《伤寒杂病论》,分为《伤寒论》与《金匮要略方论》(又称《金匮要略》),成书于公元二三世纪,迄今为止已经流传1 800余年。全书融理、法、方、药于一体,方剂配伍严谨,用药精当,疗效卓著,所载方剂被后世称为"经方"。

张机(公元150—219年),字仲景,南郡涅阳(现河南邓州)人,师从同郡名医张伯祖。张仲景生于东汉末年,恰逢连年战乱不断,疾病肆虐,民不聊生,特别是伤寒严重威胁着人民群众的安全,张仲景于是立志潜心学医、著书立说以治病救人。秦汉时期,中医基础理论及临床经验已经逐渐形成;单味药的用药经验也在不断丰富,正在逐步走向复方配伍,为《伤寒杂病论》的写作提供了强有力的理论基础。《伤寒杂病论》以六经及脏腑辨证作为理论基础,重点研究理法方药的综合运用规律,是其他中医药学专著所不能替代的。

《伤寒杂病论》作为中医学经典,在中医药理论形成中处于不可撼动的地位,但因战乱等因素,原书已基本散佚,后经西晋医家王叔和整理才得以流传。在宋代治平年间,本书经高保衡、林亿、孙奇等再次校对,被分为《伤寒论》及《金匮要略方论》两部书,并以两部书的形式流传至今。《伤寒杂病论》在不断研究中经历数次演变,其作为中医药历史上第一部融汇理、法、方、药于一体的辨证论治专著,为中医学术发展史中不可缺少的重要一环。中医学经历了数千年的发展,形成了独特完备的医疗体系,《伤寒杂病论》中蕴含的医理、治法、方药亦为后世医学的发展做出强而有力的贡献,为中医学理论体系的形成和发扬奠定基础。

一、理

理是指中医所讲述的人的生理和病理两个方面,在健康的情况下,机体呈现一种相互协调的"阴平阳秘"状态。在遇到邪气侵扰时,打破了"阴平阳秘"状态,从而出现了阴阳失去平衡,表现出发病的状态。因此,疾病在中医上讲是机体内部正不胜邪、阴阳失去平衡的结果,而且从整个机体的角度来理解,任何局部的发病状态都应该是整体病变在局部的表现。所以辨证论治作为中医学对疾病的一种特殊的研究和处理方法,不仅是中医学的基本特点之一,更是中医学认识和治疗疾病的基本原则。证,是对人体发生疾病过程中某一部分病理的概括。它反映出疾病发生过程中某一阶段的病理变化发展的本质,概括了病位、起因、病性和正邪相互之间的关系,因此它能全面、深刻、正确地揭示疾病的本质。辨证,是将四诊法(望、闻、问、切)收集到的症状、材料和体征,经过综合分析,然后判断为哪种证。论治,是确定相应的治疗方法。中医治病首先着眼于证,而不是病。因此,会出现一种疾病因证候不同,其治疗的手段因证而异,而不同的疾病,如果它们的证候是相同的,那么也可能用同一种治疗手段,这就是"同病异治、异病同治"。中医临床上对疾病的认识和治疗,既辨证又辨病,但主要是在"证"的辨别上下功夫,其次着眼于"病"的异同,通过辨证去了解疾病。

二、法

法是指临床的治疗方法,是在辨证的基础上确定的。中医临床治疗方法有着几千年的治疗思路和要领,主要思想是辨证施治,一般分为三个层次。

1. 治疗法则 按照中医临床治疗的原理,主要有扶正祛邪、调理阴阳、三因制宜等具有普遍性的治疗方法。

2. 治疗原则 中医治疗原则是依据"证"的综合分类,确定治疗疾病的

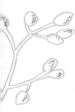

方法。比如,实则泻之,虚则补之,寒者热之,热者寒之等。虽然临床病理变化具有复杂性,但是在常见的证型、证候之间有着一定可追寻的规律,也就是一种疾病的病理发生变化可以同时在几个病证之中体现。因此,以病证作为切入点,就出现了"异病同治""同病异治"的现象,并确立了"证相同治亦相同"的原则。

3.治疗方法 治疗方法是指在中医医学治疗法则、治疗原则的指导下,针对某一证确定具体治疗方法。清代中医学家程钟龄曾在《医学心悟》中有论病之源以"内伤、外感"四个字概括:论病之情,以寒、热、虚、实、表、里、阴、阳八个方面为统顾;论治病之方,又以汗、吐、下、和、温、清、消、补八个方法为基础,这其实就是八类证的治疗原则,不仅如此,古代许多名医又在八法的基础上总结出了许多特殊的治疗方法。

(1)"透热转气"法:该治法出自叶天士的《外感温热论》,其中这样写道:"大凡看法,卫之后方言气,营之后方言血。在卫汗之可也,到气才可清气,入营犹可透热转气。"可见"透热转气"是温热病热邪进入营分阶段的治疗法则。虽然热邪进入营分,但可以开达转出从气分解。透热转气法,即透营转气法,适用于热性疾病起初传入营分的治法,代表方为清营汤。主要症状是身体发热,夜晚的时候更加厉害,因为烦闷睡不着,有口渴,有时胡言乱语,或出现一些斑疹,舌绛而干,脉象细数。治法适宜在清营解毒中,佐以清气分的药物,用来引导邪气出气分,从外而解。其治疗成功的标志是身体热逐渐退去,神志清楚,脉静,舌苔生长。

(2)"逆流挽舟"法:其代表方为《太平惠民和剂局方》中的败毒散,以解表药为主,佐以益气之人参,扶正以助祛邪,祛邪而不伤正,主治气虚外感风寒湿证。同时治疗外邪陷里而成下痢疾病也有疗效,把陷里之邪从表面疏散,所谓的"疏散表邪,除里滞,则自愈",以此称"逆流挽舟"法。

(3)"苦寒直折"法:代表方有《外台秘要》中的黄连解毒汤,主要治三焦火毒热盛证。该证乃火毒充斥三焦所致。火热病毒旺盛,充斥波及在三焦上下内外,因此发热烦躁,夜不能寐;热灼伤津液,则口咽干燥;血因为热的逼迫,而随火邪上逆,所以发为吐血衄血;热邪侵袭到络脉,因此血液溢到肌肤形成斑疹;热毒往下逼迫于大肠,则发为下痢;瘀与热熏蒸外越,则发为黄疸;热邪存在肌肉,就形成了痈肿疔毒;舌头发红,舌苔发黄,而脉数有力,就是火毒炽盛的证候。以上所举证候,都是实热火毒所引起的疾病,适宜用苦寒直折亢火,治以泻火解毒。

(4)"以泻代清"法:代表方是《太平惠民和剂局方》中的凉膈散,主要治疗上中二焦火热证。上焦的无形火热毒邪炽烈,中焦的火热燥邪内结于内,这时如果只清上焦则中焦燥结不能去除,而如果单独泻下焦则上焦的邪热不能够得到解决。清泻并施,才能切中病情,故治以泻火通便为法,清上焦与泻下焦一起进行,泻下焦郁热达到清泻胸膈热邪,就是"以泻代清"的意思。

(5)"凉血散血"法:代表方是《外台秘要》中的犀角地黄汤,此方主要治疗热邪入血分证,是热毒深入血分导致。主要体现在身体发热说谵语,或吐血、衄血、便血、尿血,斑色紫黑,舌头深红色且起刺,脉数;或欣喜欢喜过度犹如发狂,或口燥咽干,或出现大便颜色黑易解。这个证不清热血就不会好,瘀去必散血,就是叶天士所说的"入血就恐耗血动血,直须凉血散血",因此组方配伍上以凉血散瘀、清热解毒为主。这个方凉血解毒为主,同时散瘀活血与凉血都用上,使得热清血宁且无耗伤血脉动血的顾虑,凉血止血又没有冰伏留瘀的弊端。

(6)"火郁发之"法:其代表方为《脾胃论》的清胃散和《东垣试效方》的普济消毒饮,但是因其配伍用药不同,"火郁发之"之意也略有不同。清胃散主治胃火牙痛,以清胃凉血为首要目的,用川黄连解胃腑之热为主,因其性味大苦大寒。次用甘辛微寒的升麻,一方面是由于它清热和解毒的作用,用来治疗胃火引起的牙痛;另一方面是"火郁发之",由于它轻清升散透发,可宣达郁遏之内伏之火。而普济消毒饮主治大头瘟,升麻、柴胡用来疏散风热,引导所有药物上行到头面,且寓"火郁发之"之意,功兼佐使之用。黄芩、黄连得升麻、柴胡引药上行,得以清除头面的热毒;配伍黄芩、黄连是为降,使其升中有降,用来防止其升发太过,两者起到相反相成的作用。本方苦寒清泻与辛凉升散一起应用,清中有散,降火之中有升,药至病所,火郁发之。

(7)"行血则便脓自愈,调气则后重自除"法:代表方为芍药汤,配伍当归来养血活血,重用芍药来养血和营、缓急止痛,体现出"行血则便脓自愈"之义,木香、槟榔可以行气导滞,"调气则后重自除",四种药相互配伍应用,来调气和血,并且可以同时治疗湿热邪毒熏灼肠络、耗伤阴血。

(8)"治痰先治气,气顺则痰消"法:代表方是《丹溪心法》中的越鞠丸,本方治疗六郁证,以行气解郁为主。重用行气药,达到气行引导血行,气行则痰消。本方用五药治六郁体现了"治痰先治气,气顺则痰自消"之意。本

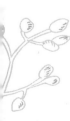

证以气郁为主,气郁则其他五郁就起来了,血郁、痰郁、火郁、湿郁、食郁五郁又可加重气郁,因此以行气解郁为主。

(9)"治风先治血,血行风自灭"法:代表方为消风散,本方治以疏风止痒荆芥、防风、牛蒡子、蝉蜕为君,配以除湿清热之苍术、苦参、木通、石膏、知母为臣,并以养血活血之当归、生地黄为佐,甘草清热解毒,调和诸药为佐使。本方治疗由风湿或风热之邪侵入人体,浸淫血脉,内不得疏泄,外不得透达,郁于肌肤腠理之间所导致的以出红疹、皮肤瘙痒,或抓破后渗溢津水为主症的风疹、湿疹证。本方配伍当归、生地黄来养血活血,滋养阴液,既补已受伤之阴血,又制约诸药之湿燥,且达"治风先治血,血行风自灭"之意。以上所有的药一起用,共同起到清热除湿,疏散风邪,养阴血的功效。

历代医书中有关中医治法涉及方子较多,徐志尧老师认为方剂学和治法,皆为中医学理、法、方、药体系的重要组成部分,以"八法"归纳,概括了历代医家关于治法的论述。但由于临床表里、寒热、虚实等病情复杂多变,常需要多法并用。

三、方

方是治疗疾病的主要手段。中医学中"方从法出""方即是法""方随证设"等说法,都体现出方剂与证候及治法之间的辨证关系,即方剂的使用一定要符合中医学对辨别病证和治疗疾病的原理。

方剂是中药的有机组合,医者在组方时应做到仔细分析,搞清楚病变的主次矛盾或重要环节,突出物尽所用,扬长避短,即所谓"方有合群之妙用"。要想做到这些,应注意下面几点。

1. 配伍组合 方剂中药物的配伍组合也可以称为药对,药对是介于中药学与方剂学两者之间的一门边缘学科。它包含药对配伍、药对成方等内容,在方剂学中涉及比较广泛。一种药物与不同的药物配伍会产生不同的作用,比如半夏、桂枝等都是《伤寒论》中常用的药物。半夏味辛,性温而燥,有温化寒痰,燥湿化痰的作用,用来治脏腑的湿痰;是止呕的良药,很多原因造成的呕吐都可以配伍运用,对寒痰、湿痰或畏寒呕吐最好;半夏又可辛开散结,燥湿化痰消痞,也可治胸脘部痞塞胀满,咽部疼痛,高热面赤,饮不解渴,心下痞满等症;还可以外用来消肿止痛。

(1) 配伍组合之半夏

1) 半夏配天南星燥湿化痰:半夏专治湿痰、恶心呕吐;天南星治风痰,兼走经络,能祛风定惊。两药并用,半夏具有燥湿健脾的功效,可以杜绝生痰的源泉;天南星具有开泄化痰的功效,可以搜经络中之风痰;合可散全身痰结,尤以祛风痰为著。

2) 半夏配旋覆花止咳止呕:半夏消痰散结,降逆和胃;旋覆花具有下气行水,开结消痰,降气止呕的功效。半夏偏重燥湿化痰,旋覆花侧重于下气行水兼宣肺。两药并用,祛痰止咳,可加强和胃止呕的功效。临床常用于治疗痰饮壅肺之咳喘及寒湿犯胃所引起的噫气支饮和呕吐,胸闷气短,咳逆倚息不能卧,面浮肢肿,心下痞坚等。

3) 半夏配茯苓健脾燥湿:半夏辛温,具有燥湿化痰,和胃降逆,消痞散结的功效。茯苓味甘淡,擅长补脾,利湿,且补而不腻,利而不猛,既能扶正,又可祛邪。两药并用,共同起到燥湿化痰,健脾利水,利水宁心之功。

4) 半夏配陈皮理气化痰:半夏辛温燥烈,具有燥湿化痰,降逆止呕的功效。陈皮辛苦而温,具有健脾理气,化痰燥湿的功效。两药一起应用,半夏得到陈皮的帮助,使气顺痰消;陈皮得到半夏的辅助,则痰除气自下。两药并用,共奏燥湿化痰,健脾和胃,理气止呕的功效。

5) 半夏配广藿香调脾胃:半夏性燥烈,偏重燥湿和胃,降逆止呕;广藿香化湿和脾,宽中理气,和胃止呕。两药一起应用,有化湿和胃的功效,并有很强的止呕作用。

6) 生姜配半夏相使相畏:生姜辛温燥散,具降逆、止呕、和胃、化痰的功效。与半夏两药配伍,半夏则是主药,生姜化水止呕成了辅药,相互协同而增强和胃止呕之效。主要用于治疗水饮停胃而见呕吐清水痰涎,苔白腻等症。

7) 半夏配贝母润燥相济:半夏味辛性温而燥,是燥湿化痰,温化寒痰之要药。贝母甘凉,润肺止咳效佳。二药相反相成,可治疗各种痰湿咳嗽。平常多用于湿痰咳嗽,偏寒偏热都可配伍使用。

8) 半夏配瓜蒌化痰消痞:半夏味辛性温燥烈,具有化痰降逆,消痞散结的功效。瓜蒌清热化痰,宽胸散结。两药相成为用,化痰散结,宽中消痞的功效显著。

9) 半夏配天麻化痰息风:半夏味辛性温,为治疗湿痰的主药;天麻甘平,是治疗内风的圣药。前人有"无痰不作眩"的说法。以半夏的燥湿化痰

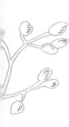

功效为主,以天麻的息风平肝作用为辅。两药配伍应用,可以化痰息风,治疗眩晕、头痛等症。平常多用于风痰上扰,症见恶心胸闷,头痛眩晕,舌苔白腻,脉弦滑等。

10) 半夏配黄连辛开苦降:半夏性辛散苦燥且温通,燥脾湿化痰浊,能降胃气,止呕吐,又能辛散消痞散结;而黄连味苦性寒降泄,清泄胃热而兼燥湿,以散中焦气分之热结为主。两药配伍,用以调和阴阳,辛开与苦降同用以调其升降。平常多用于痰多黄稠,湿热痰浊,大便郁结,胸脘满闷,苔黄腻,脉弦滑;因寒热互结,气机失畅所引起的心下痞满,按之作痛;胃热呕吐,或干呕痰少。

半夏的配伍众多,临床应用广泛,临床医师在使用时应巧妙配伍,合理应用,发挥半夏的最佳治疗作用。

(2) 配伍组合之桂枝

1) 桂枝配伍白芍:桂枝性辛温,发散风寒以解肌发表,和卫气,走表;白芍性酸寒,滋敛能和营阴,走里。两者配伍应用一表一里,则卫阳得以通畅而不伤营阴,滋敛营阴而不滞阳气;一开一合,可使发汗而不伤阴,止汗而不留邪。适用于外感风寒,营卫不和之症状,比如桂枝汤。《本经疏证》曰:"其功之最大,施之最广,无如桂枝汤,则和营其首功也。"

2) 桂枝配伍甘草:桂枝性味辛温发散,温通心阳;炙甘草味甘能健脾而益心气,二药合用辛甘化阳,益气通脉而补益心脾。

3) 桂枝配伍附子:桂枝味辛性温香窜,具有解肌散表,祛风寒的作用;附子性味大辛,大热,为纯阳燥烈之品,补阳祛深伏的寒邪。两者配合应用,既祛寒止痛,又可以温经通阳,方如桂枝附子汤。

4) 桂枝配伍茯苓:茯苓具有淡渗利水祛湿的作用,味甘性平可补脾益胃;桂枝为芳香之品,在外行于肌表,具有通阳化气的功效。土强自可制水,阳健则能御阴,两者配伍则温阳健脾,利水降浊,方如苓桂术甘汤。《金匮要略心典》曰"桂枝得茯苓则不发表而反行水"即此义。

5) 桂枝配伍桃仁:桃仁味苦甘性平,苦能泄降导下而破瘀,甘能和畅气血而生新,为行瘀通经常用之要药;桂枝甘温助阳,能行里达表,有温通阳气,流畅血脉,和血散瘀之功。两者配伍,有温阳通络散瘀的功效。方如桂枝茯苓丸。

6) 桂枝配伍川芎:桂枝味辛性温通阳,具有温经散寒,祛风通络的功效;川芎味辛性温香窜,走而不守,具有活血祛风,行气止痛的功效,为血

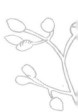

中之气药。二药配伍使用集温、通、行于一体,具有祛除风寒,温通经脉,通利关节,止痹痛之功效,这两味药相配主治风寒湿痹,痛经,寒凝经脉者。方如温经汤。

7) 桂枝配伍牡蛎:牡蛎性寒质重,具有益阴潜阳,镇静安神的功效,味咸涩又有固涩收敛之功,入肾经;桂枝辛香走窜,透达营卫,温通心阳,归心经。两药合用,具有调和阴阳,调和营卫,敛气固本的作用,主要治疗阳气受损引起的虚阳、烦躁、心悸、汗出、失眠、遗精等症。方如桂枝加龙骨牡蛎汤。

此外,桂枝在临床上还有桂枝配伍石膏、桂枝配伍葛根、桂枝配伍柴胡、桂枝配伍厚朴、桂枝配伍羌活、桂枝配伍饴糖、桂枝配伍黄连等应用。

(3) 在方剂学中即使是相同的药物组成因剂量配伍比例不同,作用也不同。比如:戊己丸、左金丸、香连丸同时有黄连与吴茱萸的配伍方式,具有辛开苦降的功用。不同点在于:左金丸中黄连的用量是吴茱萸的 6 倍,功效清肝泻火,和胃降逆,治疗胁肋疼痛、呕吐泛酸的肝火犯胃证;戊己丸中黄连、吴茱萸药量相等,讲究清热和开郁同重,加入白芍达到和中缓急的目的,主要治疗胃痛吞酸、腹痛泄泻引起的肝脾(胃)不和证;香连丸中黄连、吴茱萸同炒后去吴茱萸,主要以清热燥湿为主,加木香以行气和止痛,主要治疗脓血相兼的湿热痢疾有腹痛里急后重者。临床还有以吴茱萸用量反重于黄连的,名为反左金丸,主要用于治疗虚寒性胃寒引起的呕吐、吞酸等症。

另外,桂枝汤与桂枝加桂汤、桂枝加芍药汤三个方剂,此三方均由桂枝、芍药、生姜、大枣、甘草 5 味药组成。三方的不同之处在于剂量上以桂枝汤为基础,桂枝加芍药汤更加芍药三两,桂枝加桂汤更加桂枝二两。桂枝汤具有疏风解表,调和营卫之功,主治太阳中风表虚证及卫气不共营气谐和所致脏无他病,本方为调和营卫之良药。桂枝加桂汤具有温通心阳,平冲降逆的作用,主治太阳表证误用烧针,强迫发汗,致汗多损伤心阳,下焦寒气乘虚上冲的奔豚病。桂枝加芍药汤可温中扶虚,缓急止痛,主治太阳病,医反下之,损伤脾阳,外邪乘虚陷入太阴,中气不和,气血运行不畅所致腹满时痛,但因斯时尚未出现呕吐、下利,知病初入太阴,未成典型之太阴病。可见三方虽药味相同,但剂量不同,功效及主治病证皆不相同。

还有半夏与麦冬的配伍,在麦门冬汤中两者用量比例是 7:1,而在竹叶石膏汤中麦冬与半夏的用量比例是 2:1。

所以,在临床应用中不同的方剂可能由相同的药物组成,只是药物之间的用量配伍比例不同所产生的功效也会有很大的区别。

2. 中药剂型选择 中药剂型的选择在《伤寒论》中有相关论述,即根据中药剂型及作用不同,给药的部位和服用方法也不相同。例如:中药剂型中,汤剂除了常规用汤剂服用外,还有一种"咽服"。"咽服"主要作用是使药效持续作用在咽部,因此比较适宜咽喉部的疾患。散剂以和服法,或以米汤和服,如五苓散;或以水和服,如烧裈散;或以沸汤和服,如文蛤散。此外还有"丸剂",如麻子仁丸,就要以饮送服;理中丸要用沸汤温服法;同时,还有一种可以用煮丸服用的方法,如抵当丸,用水将药丸煮后,连同药渣一起服用。除此之外,还有一种外治法,如服用大青龙汤药以后,有出汗较多的情况,就可以用温粉扑在皮肤上。还有通过肠道用药的润肠通便法,比如蜜煎导法,"以内谷道中,以手急抱,欲大便时乃去之";灌肠法,将猪胆汁"灌谷道内,如一食顷"。

3. 剂量的选择 内服中药的剂量在《伤寒论》中作了明确规定,对不同病证的治疗要严格把握每次服用的药量,不能同一而待。比如在桂枝汤的用量上,就有服一剂"微汗"与"如水流漓"之分,还有"汗不出"则要继续依照服用方法再来一剂甚至多剂的说法。所以剂量的确定,要服从治疗的需要。而且,同一个方剂治疗目的不一样,所服用药物的量也要作出相应的变化。比如调胃承气汤,治疗和胃时,要少量温服,目的是要"濡润胃府而存津液";而用于燥热内结的病证,就需要顿服(刘渡舟《伤寒论诠解》)。

4. 不同炮制品的选择 中药炮制品的使用,是中医临床用药的一大特点,中药经炮制后,其物质基础会发生质和量的变化,故炮制品的选择同样是中医用药的重要组成部分。

例如:生姜炮制后的煨姜、炮姜和姜炭其功效有很大差别。

煨姜是把生姜块用湿纸或湿面包裹起来,直接放在已加热过的滑石粉或麦麸中。也可以将湿纸或湿面将生姜块包起来,埋在烧热火灰里,煨至面和纸都呈焦黄色、姜半熟时拿出,去除面或纸,把姜块切薄片入药。此即《理伤续断方》之"面煨"。

炮姜是锅内放干净的砂子,用大火炒热,放干姜片或丁块,不断炒,炒到外表面呈棕褐色、内部呈焦黄色的程度,拿出来放凉。炮姜这个时候质地疏松,具有了温经止泻,温中散寒的效用。

姜炭具有止泻温中,止血温经的效用。经常用来治虚寒性便血、吐血、血崩等症。

5. 服药的方法和服药后的护理 服药的方法和服药后的护理对疾病的日后转归也有很大影响。

(1) 寒温服法:《伤寒论》中的内服药,许多都是温服。如桂枝汤"适寒,温服一升"。但是也要视具体病证具体用法。也有反用的服用方法。如小承气汤因为性寒就需要温服;半夏散及汤就比较适合冷服。

(2) 服药时间: 平旦服,指在清晨没吃饭前服药。日服,指在白天服药。日夜服,指白天晚上都用药。食前服,指在饭前服药。如桃核承气汤证病位在下部,应该先吃饭后服药,才能更好地发挥药物的疗效。先其时服,指的是发病前就应该服用。不拘时服,如半夏汤"徐徐咽之",没有固定的时间要求。

(3) 服药次数: 顿服法,一次将药吃完。数服法,指将药分不同次数服完。具体则分为如下几法。

1) 一服法:对于疾病的治疗方法,张仲景说过"中病即止,不必尽剂"。所以,如一次服药后病情痊愈者,则剩余的药不需要再服,此为一服法。如大青龙汤"一服汗者,停后服"。

2) 二服法:《伤寒论》中有"日二服"和"再服"。"日二服"指在早晚服用汤药;再服的意思就不用在时间上如此要求。比如茯苓四逆汤就是日二服;大黄黄连泻心汤为分温再服。当然,具体看病情的变化,有时候不一定都要服完。

3) 三服法:是指将药物按早、中、晚的时间分布分三次服用完,如五苓散为"日三服";或者在一定的时间内分三次服用完药,则为"分温三服"。麻黄升麻汤三服,每次间隔时间为"相去如炊三斗米顷"。三服法亦根据病情不必尽剂。桃花汤需日三服,但服用一次后痊愈则剩下的不需要再服。

4) 频服法:如果服药的次数已经超过三次是频服法,比如当归四逆加吴茱萸生姜汤分为五次服,猪肤汤则分为六次服,调胃承气汤则不拘次数少少温服。对于病情比较严重的患者,需要日夜连服,也属于本法。比如黄连汤"昼三夜二服",理中汤"日三四夜二服"等都属于频服法。

(4) 服药后的护理

1) 啜粥法:桂枝汤方后云"服已须臾,啜热稀粥一升余"。喝粥可助胃气,益于津液的生成。一方面是借稻谷的气来增加汗的来源,另一方面借热

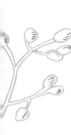

排汗,祛除邪气,从而达到辅助药力的目的。又如理中汤,需要热粥一升许来帮助药的力量以温养中气。

2) 白饮法:白饮即米汤。五苓散即是白饮和服,和桂枝汤啜粥的意义差不多。白散以白饮服,慢慢地往下服。半夏散也是白饮和服,意义在于保护胃气存津液;也有啜粥的含义,从中达外,使内外之经脉通畅,而使少阴之枢机出来。

第二节 《伤寒论》中的药

《伤寒论》是第一部融理、法、方、药于一体的辨证论治的专著,书中所载113方,用药精当,配伍严谨,加减灵活,功效卓著。中药炮制是中药遣方用药的一大特色,《伤寒论》中已记载很多药物的炮制加工方法,经方中的组方原则、用药规律及应用技巧堪称经典,其选药、配伍、剂量的变化,至今值得深入学习和研究。

一、道地药材

道地药材,是优质纯正药材的总称,它是指历史悠久、品种优良、疗效确切、产量丰富、产地适宜、炮制考究、带有一定的地域特点的药材。从古至今所有的医家都愿意使用道地药材,在中医处方笺上,许多的药名前都标有"川""云""广"等产地标识,"川"即四川,"云"即云南,"广"即广东和广西。这些药物大多都是道地药材。

道地药材包括四个方面。第一是指同一品种在不同地域出产的药材,在质量上会有差别,比如防风、地黄、杜仲、菊花等药材,因为产地的不同,导致药效上的区别很大,因此我们常把某些特定地区生产的药材称为"道地药材",而其他产地出产的则叫"非道地药材"。第二是指同一种药材在国内外都有,因为在国内,有中医理论指导下的应用,因此就具有了独特的药用价值。第三是指原产地在外国的药物流传到我国后,经过培育种植或发现成为常用中药,比如红花、木香等药材。第四是指药材经过加工处理后所形成的药品,通过工艺上的研究改变,使其成为"道地"药材;还有一些是指正品药物的替代品,这些替代品相对于"道地"的正品药物来说,就是"非道地"药材。

二、中药炮制

中药饮片是中医、中药学的一大特色。中药饮片的炮制是根据中医药的基本理论，依据辨证施治用药和药物自身性味特点以及调配、制剂的不同要求，所采取的一项制药技术。中药的炮制方法是中医经过长期临床使用中药的经验总结。炮制方法的确定还应该以临床的需要为主要依据。炮制工艺会直接影响到临床的使用疗效。

1. 中药净制与临床疗效　虽然中药的净制方法比较简单，但对于药效影响是很大的。因此，中药在使用之前，基本都要经过净制的加工处理，如去除泥沙和非药用部位等，才能入药。在《中华人民共和国药典》的炮制通则中把净制列为三大炮制方法之一。

2. 软化、切制与临床疗效　中药在切制之前，一般都需经过浸泡和浸润等软化方法进行处理，达到软硬适度后，以利于切制。但是，掌握水处理时间和吸水量多少很重要，如果浸泡时间较长，吸水量较多，就会使药材中有效成分大量丢失，从而降低药物的疗效，并且还会给中药饮片的干燥带来问题。因此利用蒸气来软化药材，是较为理想的方法。只要掌控好温度的高低和时间的长短，就可以避免有效成分被损坏。切制的时候，饮片会有大小不均匀，切片的长短不齐、厚薄不一样，粒度相差较大等问题，在煎煮过程中就可能会出现中药的有效成分溶出不一样。如果需要再进一步炮制处理，会出现受热不均匀、生熟不一样、药效有差异的现象。中药饮片的干燥同样很重要，切制后的饮片会因为含水量较高发生发霉变质的现象，而且如果干燥的方法和干燥使用的温度不恰当，亦会造成其药用成分流失，尤其是具有挥发性成分或者对日光比较敏感的药物成分，若是用高温干燥或暴晒的方法，则会明显降低治疗效果。

3. 干热炮制与临床疗效　干热炮制，主要是用火加热。虽然它是使用最早的炮制手段，但是也是从古至今特别重要的方法之一，因其对于药效的影响非常明显。干热炮制的各种方法中应用最广泛的是炒制和煅制。药物的炒制方法简单，而且在疗效的提高、偏性的抑制、毒副作用的减少方面都能起到很不错的效果。处理矿物药、动物甲壳及化石类药物需要使用煅制法处理，还有要求制炭的植物类药也需要使用煅制法。除此之外，煨制、干馏等方法对疗效影响也非常大。特别是煨制后，药物疗效有非常突出的变化。干馏法经常用于制造新药。

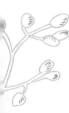

4. 湿热炮制与临床疗效 湿热炮制法是水和火共同使用的一种炮制手段,有煮法、蒸法、燀法之说。另外,还有提净法。蒸法和煮法现代应用仍然很广泛。蒸法和煮法在文献记载中较为常见,用得也特别广泛。清代《本草新编》有"不知寒水制硫黄,非制其热,制其毒也。去毒则硫黄性纯,但有功而无过,可用之而得其宜也"的记载。炮制药物用湿热法,其优点在于加热温度的恒定,受热面积比较均匀,所以容易控制炮制的火候,而且加热所用的时间也可按照需要而灵活掌握。燀法和煮法的用水量也非常重要。如果温度、时间、用水量等条件掌握不好,经常会造成药物火候"不及"或"太过",影响炮制的效果。火候不够,达不到熟用目的;火候太大,则会使疗效降低或疗效丧失。比如川乌煮制时间太短,则达不到去除毒性成分的效果,而煮制时间过久,则有效成分会有较大损失。

5. 辅料(包括药汁)制与临床疗效 早在春秋战国年代的《五十二病方》就有酒醋渍的记录,所以添加辅料炮制药物起源很早。明、清时期现存的资料较多。有资料指出:"生用则降实火,熟用则不伤胃,酒制则治上,盐制则治下,蜜制则治中而不伤。"这证明使用不一样的辅料进行炮制后药物的功能主治、作用部位以及不良反应等都会发生改变。

三、中药应用

中药的使用通常包括中药饮片、中成药两种。中药饮片临床应用中有十八反、十九畏等配伍禁忌。中成药的使用也是中医辨证施治的重要组成部分。对待单一病情的患者,有时只用一种中成药就可以,这种情况一般不会有配伍禁忌的疑虑,而对于病情相对复杂的患者,可能需要中成药和汤剂或者两种及两种以上的中成药联合用药,此时中成药与汤剂、中成药与中成药之间存在的配伍禁忌是需要引起重视的。

中成药是中医药的重要组成部分,因为应用方便、疗效确切,在临床上有广泛应用,但是如果滥用会导致疗效降低、无效甚至出现严重的不良反应。使用时需要注意用药剂量、饮食搭配、合理配伍化学药品、不良反应、剂型的选择、特殊人群的禁忌等几个方面。在现代治疗中,为提高治疗疾病效果,中西药联合应用现象很普遍,如果不注意配伍应用,就可能导致很严重的不良后果。所以,合理应用中成药,使其发挥最好的疗效,避免不良后果,具有十分重要的意义。

1. 辨证选择中成药 合理使用中成药，最重要的是辨证论治原则，根据药物组成"君、臣、佐、使"的配伍使用原则，每一种药物都有各自性味和功效，使各种中药都有其固定的疗效和使用范畴。

以我们常说的感冒为例，从中医的角度辨证有风寒、风热、气虚等类型。风寒感冒症状是恶寒重，不怎么发热，有鼻塞、头痛、流清涕或咳嗽、喉痒、多稀白痰等症状。治疗时需要应用具有发散风寒作用的辛温解表药，如九味羌活丸等。而不能使用桑菊感冒片、银翘解毒丸等寒性药，不然会加重病情，或者经久不愈。风热感冒症状为发热重，恶寒轻，头痛且胀，咽喉红肿作痛，咳痰黄稠，舌苔薄白微黄，脉浮数。应给予具有清热宣肺作用的辛凉解表药，如桑菊感冒片等，也可选用银翘解毒丸，而不能选用理肺丸、羌活丸等。如果错误使用则会导致体温升高、咽痛加重等不良后果。表里双感症状以壮热憎寒，口干口苦，咽喉肿痛，头痛目眩或咳嗽喘满，小便发红，大便秘结为主，应选用具有表里双解作用的解表清里药，如防风通圣丸等。气虚感冒症见身体乏力，流清鼻涕，不思饮食，轻度发热，常缠绵多日，经久不愈，或反复感冒等，可用补中益气丸治之。

又如多见的咳嗽，服用通宣理肺口服液可治疗外感风寒咳嗽；服用川贝清肺糖浆可治疗外感风热咳嗽，而服用橘红片可治疗内伤痰饮咳嗽；如果肺气上逆咳嗽用苏子降气丸；因肺燥引起的咳嗽应该用百合固金丸。如不辨证论治分清寒热虚实、对症用药，不但不能取得好的疗效，还可能发生不良反应，对人体造成损害。

2. 注意用药剂量 某些病证即便辨证和选药都正确，但如果用量不合适也不能取得好的疗效。有一些中药方剂制作成中成药时与汤剂比起来部分成分用量差别很大。例如银翘解毒丸，1 丸中药饮片的含量等同于汤剂含量的 2% 左右，中成药药物组成及用量固定，难以因人因病制宜、随访加减剂量，有时难以达到临床满意的疗效。因此，中成药的剂量应以药物本身的性质、患者的具体病情特点以及个体差异等各个方面的因素，综合考虑而确定。

3. 注意饮食搭配及服用方法 食物对服用中药的影响也要注意，也就是中医常说的"忌口"。支气管炎、哮喘、过敏性疾病的患者，服药期间不能吃鱼、虾、羊肉、鸡、鸭、韭菜等食物，因为这些食物中含有异体蛋白或组胺，可导致过敏反应。有"寒证"时，特别不要吃"生、冷、凉"的饮食；有"热证"

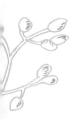

时,特别不要吃"辛、辣"饮食。服用酸枣仁、贝母、珍珠母、半夏以及服用含铁的中成药(磁朱丸、脑立清、朱砂安神丸等)时不能喝茶水,不能吃柿子等;服用含人参或者党参的中成药(人参健脾丸、生脉饮等),不能吃萝卜、绿豆。肝阳上亢的人不能吃荤菜、葱、蒜等辛热助阳的食物;消化不好的患者,最好不要吃油炸黏腻不易消化的食物;水肿患者忌盐;糖尿病患者忌糖等。另外,为了避免食物影响中药的疗效,服用清热解毒、清热泻火类中药时应尽量不吃辛辣温热的食物;服用祛寒类中药不适合吃寒凉的食物。如果吃与所用中药性质相顺应的食物,对药性的发挥和疾病的治疗是有利的,但也不能吃得太多,防止损伤正气。

患者在用药时应仔细阅读药品说明书,因为不同的中成药在服用时间、用法、用量、服用次数等方面都不一样。如服用时间,滋补类药物六味地黄丸、十全大补丸等适宜在饭前空腹时服用;健脾消食类药物如山楂丸之类适宜在饭后一刻钟服用;而镇静安神类药最好是在睡前半个小时服用,这些都是值得注意的方面,马虎不得。

4. 合理配伍应用化学药品 中西药配伍应用是中西医结合的重要构成部分之一,中西医结合同时也是现代医学研究领域中的一个正在探索和发展的重要课题。中西药联用合理,会收到较好的甚至是非常好的治疗效果。中西药配伍有的可相辅相成,达到增强疗效的目的。如依那普利配伍百令胶囊用来治疗低蛋白血症的效果比较好,中西药合用可起到扬长避短的作用。还有的中西药联合应用可减轻西药的毒副作用,增强治疗效果。但是也有联用不当的情况,则可出现相互削弱药物性能甚至发生损害人体健康的不良反应等。

(1) 含朱砂的中成药,如朱砂安神丸、冠心苏合丸等不宜与具有还原性的西药,如碘化钾、碘化钠、硫酸亚铁、亚硝酸盐等同服,与这些西药同服在胃肠道中产生的不良反应可能会导致严重的后果。

(2) 酸性中成药,如乌梅安蛔丸、保和丸、山楂丸(片)、五味子丸等,不能与碱性西药,如氨茶碱、碳酸氢钠、氢氧化铝等一起使用,因为会发生酸碱中和的化学反应,降低疗效。

(3) 丹参片不能与西药复方氢氧化铝同时服用,因为丹参片中的主要成分丹参酮、丹参酚能与氢氧化铝发生化学反应生成络合物,从而不被胃肠道吸收,降低治疗效果。并且丹参注射液不能与维生素C注射液合用,否则会发生还原反应。

（4）含有碘的昆布丸不要与异烟肼联合使用，因为昆布内含有丰富的碘，在胃内酸性情况下，碘易与异烟肼发生氧化还原反应，使其失去抵抗结核分枝杆菌的功效。

（5）含有麻黄碱类成分的小青龙合剂、通宣理肺丸不能与强心药、抗高血压药合用，因为麻黄碱是拟肾上腺素类药，能促使小动脉和小静脉收缩，引起血压升高，与抗高血压药同用，会降低抗高血压药的治疗效果。麻黄碱类与强心药同用，会发生心律失常。

综合上述，必须在明确中、西药药性的前提下合理配伍使用，才能使其更好地发挥药物疗效并且避免毒副作用的发生，千万不能盲目中西药联合应用。

5. 注意中成药的不良反应　无论是临床医生还是普通患者都要对中成药的不良反应有足够的认识，尤其对药物有过敏反应的，或家族中有变态反应史的，更应提高警惕，在服用中成药时如果发生过敏反应，应立即停药，并在必要时进行抗过敏治疗，特别严重的应立刻送往医院接受治疗。如有些动物成分含量较多的中成药，非常容易引起过敏反应，症状轻的可出现皮肤瘙痒、固定性红斑等症状，严重的会导致剥脱性皮炎、上消化道出血和内脏损害。某些中成药如过量使用还会引发肝肾损害，生殖系统损害或血液系统损害等。

6. 剂型的选择　在使用中成药时，还应做到合理地选择剂型。丸剂作用持久但吸收较慢，可用于病情较轻、慢性疾病的患者；散剂、颗粒剂、胶囊剂的吸收比较快，适用于急性疾病的患者；浸膏剂以滋补为主；注射剂的作用最快，所以经常用在重症和急救中。

7. 禁忌用药　特殊人群如儿童、老年人、孕妇及哺乳期妇女、脏器功能不全患者应避免应用一些有使用禁忌的药物。以孕妇为例，用药分为禁用、忌用和慎用几种类型，因为一些药物有损害胚胎或对孕妇有不良作用的可能，属妊娠用药禁忌的范畴。经过研究发现这些中成药大部分具有行气破滞、祛瘀通经、泻下逐水等功效，而且这类药的数量又比较多，因此需要引起足够的重视。

中药拥有几千年的传承历史，经久不衰流传到现在，是我国特有的珍贵财产。中药经过长期的临床应用，在辨证、处方、药物、剂量、调配、服法都正确的前提下，其安全性已经取得一定的实践证明。在临床上使用中药时，必须遵循药物的配伍规律，既不能将多味中药简单地排列，也不能没有重点、没有组织地见症给药,而应该在中医基础理论指导下,运用辨证论治方法,紧密结合临床的望、闻、问、切等信息,通过辨别证型,全面分析,深入研究,确立治疗原则,选择药物,最后完成方剂的拟定。因此,方剂的使用不仅反映医者辨证论治的技术水平,而且也决定着临床治疗疾病的实效。历代中医专家对方剂都十分重视,把方剂当成辨证论治诊疗过程中最为重要的一环,将方剂看成是理、法、方、药紧密结合的产物,是治疗疾病方法的最终体现。

第二章 各 论

第一节 解 表 药

麻 黄

为麻黄科植物草麻黄 *Ephedra sinica* Stapf、中麻黄 *Ephedra intermedia* Schrenk et C.A.Mey.、木贼麻黄 *Ephedra equisetina* Bge. 的干燥草质茎。立秋至霜降间割取绿色的草质茎,干燥,切段。以干燥、茎粗、淡绿、内心充实、微苦涩者佳。折断有粉尘物射出,中间有朱砂点为上品。麻黄主要产于我国河北、山西、内蒙古、甘肃等地的平原、山坡、河旁和草原。

【别名】 草麻黄、华麻黄、龙沙、狗骨、卑相、卑监。

【处方用名】 麻黄、麻黄绒、蜜麻黄、蜜麻黄绒。

【药性】 辛、微苦,温。归肺、膀胱经。

【功效】 发汗散寒,宣肺平喘,利水消肿。

【临床应用】

1. 发散风寒为主

(1) 麻黄配桂枝:麻黄属轻清上浮之品,善于开宣肺气,透达腠理以发汗。桂枝可增强发汗解表的作用,两者相须为用,麻黄为君,桂枝为臣,发卫气之闭以开腠理,透营分之郁以畅营阴,将麻黄的发汗解表功效发挥至最大。代表方:麻黄汤。

麻 黄 汤

麻黄三两(去节) 桂枝二两(去皮) 甘草一两(炙) 杏仁七十个(去皮尖)

上四味,以水九升,先煮麻黄,减二升,去上沫,内诸药,煮取二升半,去滓,温服八合,复取微似汗,不须啜粥,余如桂枝法将息。

(2) 麻黄配细辛:麻黄辛温,为发汗峻剂,又宣肺平喘;细辛辛温,为散寒峻剂,又温肺化饮,止痛。两药合用,一内一外,相辅相成。增强祛寒、平喘、止痛之功,善发越少阴寒邪而治阳虚外感风寒;又善治风寒闭肺,寒饮内停之咳喘。此外,对于寒邪偏盛之痛痹,有祛寒止痛之效。代表方:麻黄细辛附子汤。

麻黄细辛附子汤

麻黄二两(去节)　细辛二两　附子一枚(炮,去皮,破八片)

上三味,以水一斗,先煮麻黄,减二升,去上沫,内诸药,煮取三升,去滓,温服一升,日三服。

2. 发越郁阳为主　麻黄配石膏:麻黄辛温,宣肺平喘;石膏辛寒,善清肺热。两药合用,清肺宣肺而平喘,治肺热咳喘,奏清解里热,表里双解之功效。代表方:大青龙汤、麻黄杏仁甘草石膏汤。

大青龙汤

麻黄六两(去节)　桂枝二两(去皮)　甘草二两(炙)　杏仁四十个(去皮尖)　生姜三两(切)　大枣十二枚(擘)　石膏如鸡子大(碎)

上七味,以水九升,先煮麻黄,减二升,去上沫,内诸药,煮取三升,去滓,温服一升,取微似汗,汗出多者,温粉扑之。一服汗者,停后服。汗多亡阳,遂虚,恶风烦躁,不得眠也。

麻黄杏仁甘草石膏汤

石膏半斤(碎)　麻黄四两(去节)　杏仁五十个(去皮尖炒)　生甘草二两(炙)

以水七升,煮麻黄,减二升,去上沫,内诸药,煮取二升,去滓,温服一升。

3. 宣肺平喘为主　麻黄配甘草:麻黄辛散而微兼苦降之性,既可外开皮毛的郁闭以使肺气宣畅而宣肺;又可内降上逆之肺气以复肺司肃降之功而降逆,故善于治疗肺气壅遏所致的肺气宣降失司。甘草和中健脾,甘草既可调和麻黄的燥烈之性,又可增强麻黄的发汗散水之功。两者配伍具有发汗解表达到利水的作用,主治风水证,即皮水表实无汗证。代表方:小青龙汤。

小青龙汤

麻黄三两(去节)　芍药三两　细辛三两　干姜三两　甘草三两(炙)　桂枝三两(去皮)　五味子半升　半夏半升(洗)

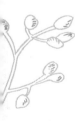

上八味,以水一斗,先煮麻黄去上沫,内诸药,煮取三升,去滓,分两次温服。

4. 通调水道为主　麻黄配白术:麻黄辛苦温之品,归肺、膀胱经。既可上宣肺气,发汗解表,使肌肤的水湿从毛窍外散,又可通调水道,下输膀胱以助利尿,故还可用于治疗水肿小便不利之证。白术可益气健脾,燥湿利水。两药合用可治疗寒湿在表,阻塞肌肉,阳郁不宣之证。代表方:越婢加术汤。

越婢加术汤

麻黄六两　石膏半斤　甘草二两(炙)　生姜三两　大枣十五枚　白术四两

上六味,以水六升,先煮麻黄,去上沫,内诸药,煮取三升,分温三服。

5. 散寒止痛为主　麻黄配细辛:麻黄,细辛性味皆为辛温,为散寒峻剂,又可化饮,止痛。两药合用,相辅相成。增强祛寒、止痛之功,善发越少阴寒邪而治阳虚外感风寒。对于寒邪偏盛之痛痹,有祛寒止痛之效。代表方:麻黄细辛附子汤。

麻黄细辛附子汤

麻黄二两(去节)　细辛二两　附子一枚(炮,去皮,破八片)

上三味,以水一斗,先煮麻黄,减二升,去上沫,内诸药,煮取三升,去滓,温服一升,日三服。

麻黄治疗痛证也常与其他药配伍。如与芍药同用缓急止痛,与附子同用散寒止痛。麻黄配桂枝辛温祛寒而止痛,配伍桂枝、芍药是温经活血、缓急止痛,配伍附子是温阳祛寒而止痛。麻黄、芍药、附子、桂枝同用以加强止痛之力,治疗因"寒"而致的疼痛,如风寒湿痹、关节炎、坐骨神经痛、肌肉疼痛、肩周炎等疾病。麻黄汤证的主证之一是肢体疼痛,风寒湿痹等病主要表现是关节肌肉的疼痛,故多用含有麻黄的汤剂治疗。

【用法用量】　麻黄的用量可分为 3 个阶段:小于 10g 为小剂量;10~30g 为中剂量;大于 30g 为大剂量。

1. 小剂量　小剂量具有宣肺开音的作用,能降低炎症所致的血管通透性升高,起到消肿的作用。加工愈精细的麻黄,用量愈小。体质弱、正气虚的患者应选用小剂量麻黄。南方的老年人多选用小剂量麻黄。

2. 中剂量　中等剂量麻黄随着用量的增加,分别具有止血、散结、祛风、利尿、发汗、止咳、平喘、温里等作用,所具有的功效最多,临床用途较广。

3. 大剂量 大剂量麻黄具有退黄、止痛的功效。急症的治疗亦需要加大麻黄剂量。如《伤寒论》中的大青龙汤、麻黄杏仁甘草石膏汤。大青龙汤为发汗峻剂，重用麻黄，意在外散风寒，清热除烦。麻黄杏仁甘草石膏汤主治邪热壅肺，肺失清肃而见咳喘。方用麻黄为君，宣肺平喘，发汗解表，"火郁发之"以泄邪热。正气充足的年轻人宜选用大剂量麻黄。

【炮制品】 麻黄炮制方法有蜜炙、酒制、醋制、煅制、制绒等。生麻黄的发汗解表、利水消肿作用最强，挥发油部位对发汗的影响最大。生麻黄及炮制品均有明显的平喘作用，但蜜炙麻黄平喘作用最强，偏于宣肺平喘。炒麻黄无论在发汗还是平喘作用上都比较温和。麻黄绒发汗力减缓。

【使用注意】 发汗、宣肺力强，故表虚自汗、阴虚盗汗及肾虚咳喘者忌服。能升高血压，兴奋中枢神经系统，故高血压、失眠患者应慎用。

【参考资料】

1. 古籍摘要 《汤液本草》："气温，味苦甘而苦。气味俱薄，阳也，升也。甘热纯阳，无毒。手太阴之剂。入足太阳经，走手少阴经、阳明经药。"

《本草纲目》："微苦而辛，性热而轻扬。"

2. 现代研究

(1) 化学成分：本品含麻黄碱、伪麻黄碱、甲基伪麻黄碱、麻黄次碱、去甲基麻黄碱、去甲基伪麻黄碱、甲基麻黄碱等生物碱，并有挥发油、黄酮、多糖、儿茶酚、鞣质、有机酸、氨基酸以及酚类、苷、木脂素等多种成分。

1) 挥发油：具有发汗、解热作用，对流行性感冒病毒有抑制作用。

2) 麻黄碱：具有升高血压的作用，可兴奋心脏，收缩血管及兴奋中枢神经系统。

3) 麻黄果多糖：有降血压、抗凝血作用。

4) 麻黄多糖：影响与糖尿病相关的生理活性。

5) 伪麻黄碱：有明显的利尿作用及缓解支气管平滑肌痉挛的作用。

6) 水及醇提取物：有抗炎、抗过敏作用。

7) 麻黄水提物：有抗病原微生物、抗氧化、免疫抑制作用。

8) 鞣质：有抗病毒、抗癌作用。

9) 羟吲哚生物碱类：具有降血脂、保肝作用。

10) 其他提取物：可防皱纹，保持皮肤弹性，避免继发性脊髓损伤。

(2) 药理作用：麻黄有发汗、平喘、解热、镇咳、镇痛、祛痰、利尿、抗炎、抗病原体、抗过敏、收缩动脉升压、加快心率、抗疲劳、抗高脂血症、抗肿瘤、

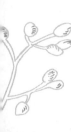

免疫抑制、改善肾功能、改善血液流变性、提高纤溶功能、抗凝血、抗氧化、影响神经肌肉传递及一定的中枢兴奋等作用。

（3）现代临床应用

1）治疗小儿腹泻：麻黄 2~4g，前胡 4~8g，水煎后少加白糖频服，一日 1 剂。

2）治疗遗尿：生麻黄，睡前顿服，连用 1 个月。

3）治疗哮喘：如用炙麻黄、干地龙、白僵蚕等制成黄龙汤雾化剂，并配合抗菌药防止感染，治疗哮喘总有效率达 85.13%。

4）治疗窦性心动过缓：用麻黄附子细辛汤加味。基本方中附子能助心阳，暖脾土，益命火；桂枝、干姜、细辛温阳散寒，振奋心阳；丹参、川芎活血化瘀，通心脉；麻黄含麻黄碱，能兴奋心肌，提高心率。若阳气不足者，加干姜汤以温阳；加当归补血汤和升脉散，达到阴中求阳的疗效。

5）治疗急性肾小球肾炎：用麻黄连翘赤小豆汤合导赤散。本法以祛风清热，利湿消肿为主，可表里双解，尤宜于湿热内盛兼有表证者。

6）治疗慢性肾衰竭：以麻黄加术汤为基础方，其中偏气虚者加黄芪、泡参各 30g，偏血虚者加当归 15g，心悸者加丹参 15g、枣仁 10g。服药时停用利尿药，有效率为 85%。

桂 枝

为樟科植物肉桂 *Cinnamomum cassia* Presl 的干燥嫩枝。主产于广东、广西等地。春、夏二季采收，除去叶，晒干，或切片晒干。以幼嫩、色棕红、气香者为佳。

【别名】 桂枝尖、嫩桂枝。

【处方用名】 桂枝。

【药性】 辛、甘，温。归心、肺、膀胱经。

【功效】 发汗解肌，温通经脉，助阳化气，平冲降气。

【临床应用】

1. 发汗解肌，调和营卫为主

（1）桂枝、芍药配伍比例不同，疗效各异。桂枝、芍药 1∶1 配伍，发汗解肌，调和营卫。桂枝，辛、甘，性温，具解肌祛邪、调卫作用；白芍，味酸，敛阴补阴，护正和营。两药等量配伍，营卫同治，邪正兼顾，散敛相兼，使辛散而不伤阴,酸敛而不碍邪,解表之中寓有敛汗养阴之意,和营之中寓有调卫散邪之功。代表方:桂枝汤。

桂 枝 汤

桂枝三两(去皮)　芍药三两　甘草二两(炙)　生姜三两(切)　大枣十二枚(擘)

上五味,㕮咀,以水七升,微火煮取三升,适寒温,服一升。服已须臾,啜热稀粥一升余,以助药力。温覆令一时许,遍身漐漐微似有汗者益佳,不可令如水流漓,病必不除。若一服汗出病瘥,停后服,不必尽剂;若不汗,更服如前法;又不汗,后服小促其间,半日许,令三服尽。若病重者,一日一夜服,周时观之,服一剂尽,病证犹在者,更作服;若汗不出,乃服至二三剂。

《伤寒论》中桂枝、芍药等量配伍还有桂枝加厚朴杏子汤、桂枝加葛根汤。二方均有解肌发表作用,桂枝加厚朴杏子汤兼有降气平喘作用,桂枝加葛根汤兼有升津舒筋作用。桂枝加厚朴杏子汤煎服法为以水七升,微火煮取三升,去滓。温服一升,覆取微似汗。桂枝加葛根汤煎服法为以水一斗,先煮葛根,减二升,内诸药,煮取三升,去滓,温服一升。

(2) 桂枝、芍药1∶2配伍

1) 温阳和络,益阴缓急。代表方:桂枝加芍药汤。桂枝温通阳气,倍芍药以柔肝缓急止痛。主治太阳病误下伤中,邪陷太阴,土虚木乘之腹满。

2) 温中补虚,和里缓急。代表方:小建中汤。芍药滋阴养血,桂枝佐助以温阳,重加饴糖,共同建立中气。主治中焦虚寒,肝脾失调,阴阳不和之证。

(3) 桂枝、芍药5∶3配伍,具有温通心阳,平冲降逆之功。代表方:桂枝加桂汤。方中重用桂枝取其通阳平冲降逆之功,促使阴寒之气下降。主治心阳虚弱,寒水凌心之奔豚证。

2. 温通心阳为主

(1) 桂枝配炙甘草:辛甘化阳,以温复心阳。代表方:桂枝甘草汤。

桂枝辛温补心阳之虚,甘草甘温益气和中而滋血脉,二药合用,温补心阳,养心定悸,补心阳而不燥,滋血脉而不寒,为补心阳之基础配伍。

桂枝甘草汤

桂枝四两(去皮)　甘草二两(炙)

上二味,以水三升,煮取一升,去滓,温服。

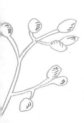

(2)《伤寒论》中桂枝、甘草配伍方剂

1)桂枝去芍药汤(桂枝三两,炙甘草二两):治疗误下心胸阳气不足证。

2)桂枝甘草龙骨牡蛎汤(桂枝一两,炙甘草二两):治疗心阳虚损证。

3)炙甘草汤(桂枝三两,炙甘草四两):治疗心阴阳两虚证。

3. 通阳化气行水为主

(1)桂枝配茯苓:温阳化气,利水除湿。代表方:苓桂术甘汤。

桂枝甘温,温补脾肾,助阳化气行水;茯苓甘淡,健脾利水,渗湿化饮。两药合用,既温脾肾助气化,又利水以除水湿,主治痰饮内停所致眩晕、心悸;肾与膀胱阳虚寒凝,气化不行之小便不利、水肿。

苓桂术甘汤

茯苓四两　桂枝三两(去皮)　白术二两　甘草二两(炙)

上四味,以水六升,煮取三升,去滓,分温三服。

若咳嗽痰多者,加半夏、陈皮以燥湿化痰。

若心下痞或腹中有水声者,加枳实、生姜以消痰散水。

(2)《伤寒论》中桂枝、茯苓配伍方剂

1)茯苓桂枝甘草大枣汤(桂枝四两,茯苓半斤):主治心阳不足,肾水上泛而欲作奔豚。

2)茯苓甘草汤(桂枝二两,茯苓二两):主治胃中停水,不烦不渴,小便正常,或兼有心下悸,或兼有四肢厥冷者。

3)五苓散(桂枝半两,茯苓十八铢):主治膀胱气化不利之蓄水证。

4. 通脉行瘀为主

(1)桂枝配桃仁:活血通经。代表方:桃核承气汤。

桂枝辛温,归心经,有温通经脉之功;桃仁性温,活血祛瘀。两药合用,活血化瘀,通行血脉,以达祛瘀生新之目的,用于瘀血内阻所致痛经、经闭、头身疼痛等。

桃核承气汤

桃仁五十个(去皮尖)　大黄四两　桂枝二两(去皮)　甘草二两(炙)　芒硝二两

上四味,以水七升,煮取二升半,去滓,内芒硝,更上火,微沸,下火,先食,温服五合,日三服,当微利。

1)对于妇人血瘀经闭、痛经以及恶露不下等症,常配合四物汤同用;如兼气滞者,酌加香附、乌药、枳实、青皮、木香等以理气止痛。

2) 对跌打损伤,瘀血停留,疼痛不已者,加赤芍、当归尾、红花、苏木、三七等以活血祛瘀止痛。

3) 对于火旺而血郁于上之吐血、衄血,可借本方釜底抽薪,引血下行,并可酌加生地黄、牡丹皮、栀子等以清热凉血。

(2) 桂枝配当归: 温经活血通脉。代表方:当归四逆汤。

桂枝辛甘温,温经散寒,温通血脉。当归辛甘温,既补血行血,还能散寒止痛。二药相伍,共奏温散寒邪,活血通脉,养血止痛之功。常用治血虚而经脉受寒,血行不畅所致手足逆冷、头身疼痛等症。

当归四逆汤

当归三两　桂枝三两(去皮)　芍药三两　细辛三两　甘草二两(炙)　通草二两　大枣二十五枚(擘)

上七味,以水八升,煮取三升,去滓。温服一升,日三服。

若腰、股、腿、足疼痛属血虚寒凝者,加续断、牛膝、鸡血藤、木瓜等活血祛瘀之品。

若内有久寒,兼有水饮呕逆者,加吴茱萸、生姜。

若妇女血虚寒凝之经期腹痛,及男子寒疝、睾丸掣痛、牵引少腹冷痛、肢冷脉弦者,加乌药、茴香、高良姜、香附等理气止痛。

若血虚寒凝所致的手足冻疮,不论初期未溃或已溃者,均可以本方加减应用。

(3) 桂枝配桃仁、牡丹皮: 活血破瘀,散结消癥。代表方:桂枝茯苓丸。

桂枝辛甘而温,温通血脉,以行瘀滞。桃仁、牡丹皮活血破瘀,散结消癥,且漏下之症用行血之品,通因通用。牡丹皮又能凉血以清瘀久所化之热。

【用法用量】　内服:煎服,3~9g。

【炮制品】　桂枝以生用为主。生品温性较强,以发汗解肌,温经通阳为著,多用于风寒表虚、风寒湿痹、痰饮等证。蜜炙可缓和辛温发散之性,长于温中补虚,散寒止痛,多用于虚寒胃痛等。

【使用注意】　本品辛温助热,易伤阴动血,凡外感热病、阴虚火旺、血热妄行等证,均当忌用。孕妇及月经过多者慎用。

【参考资料】

1.**古籍摘要**　《医学启源》云,"《主治秘诀》:去伤风头痛,开腠理,解表,

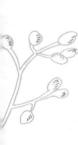

去皮肤风湿。"

《本草经疏》:"实表祛邪。主利肝肺气,头痛,风痹骨节挛痛。"

《本草备要》:"温经通脉,发汗解肌。"

2. 现代研究

(1) 化学成分:本品含挥发油,其主要成分为桂皮醛等。另外尚含有酚类、有机酸、多糖、苷类、香豆精及鞣质等。

(2) 药理作用:桂枝有解热作用,对金黄色葡萄球菌、白色葡萄球菌、伤寒沙门菌、常见致病皮肤真菌、志贺菌属、肠炎沙门菌、霍乱弧菌、流行性感冒病毒等均有抑制作用。桂皮油、桂皮醛对结核分枝杆菌有抑制作用,桂皮油有健胃、缓解胃肠道痉挛及利尿、强心等作用。桂皮醛有镇痛、镇静、抗惊厥作用。挥发油有止咳、祛痰作用。

(3) 现代临床应用

1) 治疗低血压:桂枝、肉桂各 40g,甘草 20g,煎煮 3 次,当茶饮。观察117 例低血压患者,均有较好效果。一般服药 3 天血压即上升,最快 2 天血压恢复正常。

2) 治疗小儿腹股沟斜疝:桂枝 20g,黑色大蜘蛛(去头、足)10g,共研细末。早晚各服 1 次,每次 0.25g/kg 体重,连服 2~4 周。观察 55 例可复性腹股沟斜疝,痊愈 52 例,好转 1 例,无效 2 例。

附:肉桂

【来源】　为樟科植物肉桂 Cinnamomum cassia Presl 的干燥树皮。多于秋季剥取,阴干。

【别名】　牡桂、紫桂、大桂、辣桂、桂皮、玉桂。

【处方用名】　肉桂。

【药性】　辛、甘,大热。归肾、脾、心、肝经。

【功效】　补火助阳,引火归元,散寒止痛,温通经脉。

生　姜

生姜来源于姜科植物姜 Zingiber officinale Rosc. 的新鲜根茎。秋、冬二季采挖,除去须根和泥沙。生姜始载于《名医别录》,是典型的药食同源植物。

《神农本草经》载生姜"归五脏,除风邪寒热,伤寒头痛鼻塞,咳逆上气;

止呕吐,去痰下气"。张仲景非常重视生姜的运用,在其著作《伤寒论》中有39方次,生姜或为君药,或伍以他药来解表祛邪,和胃降逆,止呕化饮。除去杂质,洗净。用时切厚片。

【别名】 姜、姜根、百辣云。

【处方用名】 生姜。

【药性】 辛,微温。归肺、脾、胃经。

【功效】 解表散寒,温中止呕,化痰止咳,解鱼蟹毒。

【临床应用】

1. 解表祛邪,调和营卫 生姜辛温发散入肺经,能发散在表之风寒,张仲景习用生姜作为辛温发汗剂中的辅助药以增强发汗作用,来解太阳表证。太阳病证治篇幅在《伤寒论》六经辨证中是最长的,太阳主一身之表,统摄营卫,固护肌表,如果寒邪入侵人体,太阳首当其冲。太阳病篇共有52方,其中配伍生姜的有24方之多,如桂枝汤、葛根汤、大青龙汤等,均以生姜辅助主药散风寒表邪。

生姜配大枣:调和营卫,发散表邪。代表方:桂枝汤、小柴胡汤。

对于外感邪气、营卫不和者,张仲景必用生姜配大枣以调和营卫,如"太阳中风,阳浮而阴弱,阳浮者,热自发,阴弱者,汗自出,啬啬恶寒,淅淅恶风,翕翕发热,鼻鸣干呕者,桂枝汤主之"。证因人体腠理不固,风寒外袭,卫病邪风挟持,营失卫护则弱。"太阳之为病,脉浮,头项强痛而恶寒",此时一般都以辛温解表作为治疗总则。故以桂枝汤主之。方中生姜性味辛散,能散在表在上之邪,既助桂枝祛邪解表,以治卫强,又与大枣相合,助营阴生化,以治营弱,姜枣合用还能扶脾和胃,脾胃乃营卫生化之本,胃气充则卫气足,卫气流动以固护周身,有利祛邪外出,且大枣与甘草有甘缓气壅之偏,得生姜之辛通走散而缓之,故有散邪而不伤正之优点,此正合《黄帝内经》"风淫于内,以甘缓之,以辛散之"之旨。其他如小柴胡汤、麻黄连翘赤小豆汤等方中的生姜均具调和营卫,发散表邪之作用。清代周岩曰:"生姜味辛色黄,由阳明入卫。大枣味甘色赤,由太阴入营。其能入营,由于甘中有辛,惟甘守之用多,得生姜乃不至过守。生姜辛通之用多,得大枣乃不至过通。二物并用,所以为和营卫之主剂。"说明生姜在外感杂病中发挥着重要作用,可以看出生姜、大枣、甘草配伍意义甚大,故医者切不可盲目地将其去掉。

2. 和中降逆止呕 生姜配半夏:辛温而散,以涤痰散饮,开心下之痞结。代表方:旋覆代赭汤、生姜泻心汤。

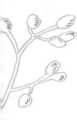

生姜入脾、胃经，能和中止呕，从唐代起被誉为"呕家圣药"，可随证加减用于寒、热、虚、实各证所引起的呕吐。在《伤寒论》中，以呕吐为主证或兼证的条文近50条，如表病及里，内干肠胃，使脾胃气机升降失常而致呕的葛根加半夏汤证。邪热郁阻胸中，气机不宣，影响于胃，使胃气上逆的小柴胡汤证。谷食不消，胃气上逆而干噫食臭的生姜泻心汤证。脾胃虚弱，痰阻气逆而致呕的旋覆代赭汤证；旋覆代赭汤主治胃虚痰阻，气逆不降之证，方中生姜独重，一为和胃降逆，增其止呕之效，二为宣散水气以助祛痰之功，三合参枣草以复中虚气弱之效。中焦阳虚，寒饮内停上逆致呕的吴茱萸汤证。尽管呕逆可分为表里、寒热、虚实、食滞、痰饮等多种证候，但总归于胃气失于和降所致。如"太阳与少阳合病，自下利者，与黄芩汤，若呕者，黄芩加半夏生姜汤主之""食谷欲呕，属阳明也，吴茱萸汤主之"两条中的"呕吐"与"欲呕"，均系胃气上逆所致。气逆者，治必辛散。两方中生姜味辛能和胃腑，散逆气，故呕可止。

对中阳不足，胃气壅滞，脾不运化，水湿停滞的生姜泻心汤证，用生姜宣发胃阳，调畅脾胃气机升降，辛散水饮，降泄上逆浊阴，与半夏配伍，增强降逆化饮的效果。《医宗金鉴》云："名生姜泻心汤者，其义重在散水气之痞也。生姜、半夏散胁下之水气。"对肾阳虚衰，气化不利，而致水泛为患的真武汤证，用生姜的辛散以利肺气，肺气利则水之上源通调，亦可用生姜振奋脾胃的作用，调畅中焦气机，使水湿得以健运。所以，不管是肺中水气、胃中水气、胁下水气还是四肢水气，均可用生姜来宣散水气，调畅气机。

先师张仲景在组方用药时均会配伍生姜，是因为如《名医别录》所云"生姜下气而止呕吐"。且张仲景常将生姜与半夏相配，来增强降逆止呕的疗效，若单独用生姜止呕时，其用量通常较大，多在5两之上。可见张仲景对生姜止呕功效的认可和运用自如。

3. 温胃散水 生姜其性微温，对寒邪犯胃，中焦虚寒，痰饮中阻，内有水气者用之，《伤寒论》中水湿内停，阻滞气机的病证是非常多的，而先师张仲景十分爱用生姜来温胃散水。如对汗下后，水气内停，表邪未解的桂枝去桂加茯苓白术汤证，就用生姜辛温通阳，宣散水气。

（1）生姜配桂枝、甘草：发汗解肌，补气和中。代表方：茯苓甘草汤。

茯苓甘草汤治"伤寒汗出……不渴者……"和"伤寒厥而心下悸……"口不渴和厥而心下悸的病机均在水气停积胃中，其治首当温化胃阳而散水气。方中生姜温胃，桂枝行阳，茯苓淡渗，甘草和中。四物配伍，温胃散水，诸症自然可除。

"伤寒汗出解之后,胃中不和,心下痞硬,干噫食臭,胁下有水气,腹中雷鸣下利者,生姜泻心汤主之。"本证病机为中气虚弱,外邪乘机入侵,导致气机结滞,脾胃失常,故选择并重用生姜,则为取其健胃降逆,宣散水气而消痞满之意。中焦为决渎之官,脾胃为气机升降之枢,用生姜"温中"则中焦阳气得复,配以甘草、人参、大枣调和脾胃,脾胃健运又除痰饮之源,使气机升降有序,药学著作《汤液本草》云:"辛以散之,呕为气不散也,此药能行阳而散气。"此方张仲景将生姜作为主药,含义深刻。又如对伤寒汗、下、吐后,中阳不振,痰饮内聚,噫气不除的旋覆代赭汤证,用半夏与大剂量的生姜配伍,用来化痰散饮,降逆止噫。

(2) **生姜配附子**:温散,助附子温阳散寒。代表方:真武汤。

真武汤证见"此为有水气",水湿之邪有凝聚之性,故治疗湿邪为患之病,除制水、利水外,若配伍辛散之品,可收事半功倍之效,故在此张仲景以附子佐生姜取辛散水气化饮之意。

4. **散结消痞** "若心下满而硬痛者,此为结胸也,大陷胸汤主之。但满而不痛者,此为痞,柴胡不中与之。"前者之痞为柴胡证误下致内陷之热痞结心下,后者则系伤寒大邪解后,胃气虚弱,浊气不降,心下痞硬。两者病机虽异,但用姜之辛发散结消痞的治法则同。

5. **健脾和胃,和中防变** 《雷公炮制药性解》按:"生姜辛入肺,肺气通畅,主宰能灵,故能通神明,神明通则一身之气皆为我使,而亦胜矣。一身之气胜,则中焦之元气定,而脾胃出纳之令行,邪气不能容矣。"中医治病很重视健脾养胃,保护胃气,许多疾病的防治,均有赖于脾胃的健运,脾胃的盛衰对疾病之转归与预后有着决定性的意义,并且药物功效的发挥离不开胃气的推动。

小柴胡汤证,邪犯少阳,徘徊于半表半里之间,其邪增可内传阳明而入里,若正复可祛邪外达太阳而出表。方中生姜借其辛散之功,助柴胡散表邪,同时又助半夏和胃止呕,合大枣调和营卫,振兴中阳,益气健脾,脾正气旺盛,则邪无内向之机,将病邪控制在少阳,进而疏邪外解,显然用生姜、大枣、人参、甘草不仅仅为和解少阳而设。

小建中汤证,中焦虚寒,肝木乘土,故腹中拘急疼痛,故若得内气充实或可自解,此寓有"攘外必先安内"之意。方以重用甘温质润之饴糖为君,温补中焦,缓急止痛;生姜温胃,大枣补脾,合则升腾中焦生发之气而行津液;

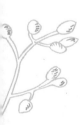

配桂枝、芍药而和营卫,汤证非阴阳自虚,故以甘温建中,补益脾气法以调和营卫,复建中阳,使中气立,脾胃传输有权,气血渐生,则阴阳可期平复。王子接《绛雪园古方选注》卷上:"建中者,建中气也。名之曰小者,酸甘缓中,仅能建中焦营气也……使以姜、枣助脾与胃行津液者,血脉中之柔阳,皆出于胃也。"

大青龙汤证以生姜配合大枣培补中气以资汗源,利于发汗散热除烦,清代医学大家柯琴《伤寒方论》说得更加明确:"仲景于太阳经中,用石膏以清胃火,是预保阳明之先着,加姜枣以培中气,又虑夫转属太阴矣。"可见,大青龙方中佐药石膏、生姜、大枣,有着防传阳明、固护太阴的重要作用。

6. 祛痰止咳 生姜配苦杏仁:宣肺平喘,止咳祛痰。代表方:桂枝加厚朴杏子汤。

《药性论》谓姜"主痰水气满,下气",又谓"生与干并治嗽"。生姜尚可止咳,如《名医别录》所言"主伤寒头痛鼻塞,咳逆上气",见先师张仲景用于痰饮咳喘诸证,如《伤寒论》中的桂枝加厚朴杏子汤,方中用生姜作为苦杏仁的佐药,宣肺平喘,止咳祛痰。后世如《千金要方》中用生姜配伍蜂蜜治疗久咳不愈;《经验广集》用姜汁配蜂蜜、萝卜汁、梨汁、人乳治疗虚劳咳嗽。

7. 逐风湿痹 现代各种中药学教材能言及生姜治疗痹证者甚少,然而在《伤寒论》中却不鲜见,同为一味生姜,随配伍不同而功效各异。

(1) 生姜配桂枝:调和营卫,发散风寒祛湿。代表方:桂枝附子汤。

如"伤寒八九日,风湿相搏,身体疼烦,不能自转侧,不呕,不渴,脉浮虚而涩者,桂枝附子汤主之"(《伤寒论》第174条),此条论述风寒湿邪侵袭,留着在肌肉之间,使气血运行阻滞而发为痹证,用桂枝附子汤来祛风散寒除湿。方中生姜作为桂枝的佐药,调和营卫,发散风寒祛湿,使风湿之邪可以从外而解。

(2) 生姜配白术:健脾化湿。代表方:去桂加白术汤。

"若其人大便硬,小便自利者,去桂加白术汤主之"(174条)是风去湿存,阳气尚通的情况,用桂枝附子汤去桂枝加白术,加强健脾祛湿的效果。生姜在方中作为佐药,助白术健脾化湿,因势利导,使湿邪从小便而去。

8. 解诸毒 对于生姜解毒功效的论述,历代文献都有记载。《神农本草经》有"生姜解半夏、南星、乌头、附子及鸟兽肉毒"的记载。《医学启源》云:"温中去湿,制厚朴毒。"《日用本草》:"解菌草诸物毒。"在《伤寒论》中,生姜主要用来解半夏、附子之毒,如生姜泻心汤、真武汤等。综上所述,张仲景在《伤寒论》中频繁地使用生姜是大有意义的,根据临床的具体情况,或通过恰当地配伍,或通过调整剂量,充分地发挥了生姜解肌发表、调和营卫、和胃止呕、温阳散水、祛痰止咳、逐风湿痹、解诸毒等多种功效。值得提出的是,目前许多临床医师在运用经方时往往弃生姜不用,认为其可有可无,这是有悖于张仲景遣方之本义的。因此,认真学习和研究《伤寒论》中生姜的应用,对提高临床的组方、配伍水平是十分重要的。

【用法用量】 3~10g。

【炮制品】 干姜:味辛,性热,能温中回阳,治疗脾胃虚寒之脘腹冷痛,呕吐泄泻。炮姜:味苦、涩,性温,擅长温经止血,治疗虚寒性出血,如吐血、便血、崩漏等,还能温中止泻,治疗脾胃虚寒的腹痛泄泻。古代医家归纳其性能为:生姜走而不守,干姜能走能守,炮姜守而不走。

【使用注意】 本品辛温,阴虚内热及热盛者忌用。长期使用,可致助热生火。

【参考资料】

1. **古籍摘要** 《名医别录》:"味辛,微温。主治伤寒头痛,鼻塞,咳逆上气,止呕吐。又,生姜,微温,辛,归五藏。去痰,下气,止呕吐,除风邪寒热。久服小志少智,伤心气。"

《本草拾遗》:"本功外,汁解毒药,自余破血,调中,去冷,除痰,开胃。须热即去皮,要冷即留皮。"

《药性赋》:"味辛,性温,无毒。升也,阳也。其用有四:制半夏有解毒之功,佐大枣有厚肠之说。温经散表邪之风,益气止胃翻之哕。"

2. **现代研究**

(1) **化学成分**:生姜中含有多种活性物质,如姜精油(0.15%~0.17%)、多糖类(5.97%)、烯类(61.41%)、黄酮类(2.63%),此外还含有固醇类、姜油树脂、姜黄素、姜辣素等。

(2) **药理作用**:生姜具有保护胃黏膜细胞、抑制胃功能及直接兴奋胃平滑肌、抑制中枢神经系统、抗病原微生物、抗氧化等作用。此外,生姜汁液能在一定程度上抑制癌细胞生长。在一些抗肿瘤药中加入生姜提取物能减轻抗肿瘤药的不良反应。

(3) **现代临床应用**

1) 治疗急性细菌性痢疾:鲜生姜75g,红糖50g,共捣为糊状,每天3次分服,7天为一疗程。据50例观察,治愈率为70%,好转率为30%。用药后

腹痛、里急后重之平均消失时间分别为 5.16 天和 5.14 天,大便外观及次数恢复正常分别为 4.8 天和 5.2 天,大便镜检及培养平均转阴日数分别为 4.58 天和 3.6 天。治疗中未见明显不良反应。(《中药大辞典》)

2) 治疗胃、十二指肠溃疡:鲜生姜 50g,洗净切碎,加水 300ml,煎 30 分钟。一天 3 次,2 天服完。据数十例的观察,对改善症状有较好效果。服药后能使疼痛减轻或消失,随之反酸、饥饿感也见好转,便秘及黑粪转为正常,食欲增加。但多不能根治,常易复发;对一部分患者遗留较长的胃部堵塞感。(《中药大辞典》)

《伤寒论》的精髓在于辨证施治,张仲景在生姜的用法上也体现了这一指导思想。张仲景制方,药不在于多与杂,而求其精专,其论证言变多于言常,论治则灵活多样,从生姜的配方应用中即可窥见一斑。张仲景开创临床用生姜的先河,妙用生姜,其意义深奥,故应深入了解生姜在方剂配伍中之运用与意义来指导临床,提高临床组方、配伍技巧。

细 辛

本品为马兜铃科植物北细辛 *Asarum heterotropoides* Fr. Schmidt var. *mandshuricum*(Maxim.)Kitag.、汉城细辛 *Asarum sieboldii* Miq. var. *seoulense* Nakai 或华细辛 *Asarum sieboldii* Miq. 的干燥根和根茎。前两种习称"辽细辛"。夏季果熟期或初秋采挖,除净地上部分和泥沙,阴干。

【别名】 小辛,细草,少辛。

【处方用名】 细辛。

【药性】 辛,温。归心、肺、肾经。

【功效】 解表散寒,祛风止痛,通窍,温肺化饮。

【临床应用】

1. 麻黄附子细辛汤 麻黄附子细辛汤出自张仲景的《伤寒论》:"少阴病,始得之,反发热脉沉者,麻黄附子细辛汤主之。"麻黄性温味苦辛,归肺、膀胱经,有发表宣肺利水之功,其不但能透邪于皮肤毛孔之外,还能深入积痰凝血之中,温通经脉;附子辛热燥烈、有毒,归心、肾、脾经,可通行十二经脉,走而不守,外可达皮毛而除表寒,内可达脏腑而温冷痛,具有回阳救逆,补火助阳,温中散寒的功效;细辛,辛温性烈,外散风寒,内化寒饮,上疏头风,下通肾气。三药同用具有极其强大的温阳通脉,祛瘀涤痰之功,凡属寒邪久凝,血脉瘀阻之证皆可应用。

2.小青龙汤、真武汤　配伍干姜、五味子,用以治疗咳喘气逆,表寒里饮。干姜味辛性热,入心、肺、脾、胃经,功能辛开温肺,燥湿化痰。五味子,皮肉甘酸,归肺、心、肾经,既能益气生津,补肾养心,又能敛肺气归肾,止咳平喘,善治久咳虚喘。加上细辛上行入肺,以发散在表之风寒;下行入肾,以散肾经之风寒。三药均入肺经,味或辛或酸,辛能发散,酸能收涩,一散一收,相互制约,不至发散太过,也不至收敛过多,能更好地发挥其各自功用。

【用法用量】　1~3g。散剂每次服 0.5~1g。外用适量。

【炮制品】　一般为生用。

【使用注意】　不宜与藜芦同用。

【参考资料】

1.古籍摘要　《神农本草经》:"主咳逆,头痛脑动,百节拘挛,风湿痹痛,死肌。明目,利九窍。"

《本草别说》:"细辛若单用末,不可过半钱匕,多则气闷塞,不通者死。"

2.现代研究

(1)化学成分:细辛含有挥发油,主要成分为甲基丁香油酚、细辛醚、黄樟醚等。另外含有 N- 异丁基十二碳四烯胺、消旋去甲乌药碱、谷甾醇等。

(2)药理作用

1)抑菌作用:细辛醇浸剂、挥发油、煎剂有一定的抑菌作用,可解热、抗炎、镇痛、松弛气管、兴奋心脏、麻醉、抗变态反应及抗组胺等。

2)强心作用:细辛具有明显的强心、增加心搏出量、扩张血管、降低外周阻力等作用。细辛醇提液及其有效成分去甲乌药碱能增强心肌的收缩力,使心率加快。

(3)现代临床应用

1)对心血管系统的作用:细辛具有明显的强心、增加心搏出量、扩张血管、降低外周阻力等作用。

2)镇静、镇痛、解热及局麻:细辛挥发油对中枢神经系统有明显的抑制作用,能延长硫喷妥钠的睡眠时间,作用与巴比妥类相似。细辛挥发油和煎剂给动物灌服能提高痛阈值,呈现镇痛作用。对疫苗所致的动物实验性发热有明显的退热作用,细辛醇提物和煎剂对蛙坐骨神经、人舌黏膜均有局部麻醉作用。

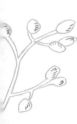

3）抗炎、抗变态反应及免疫抑制：细辛挥发油有抗炎作用，可抑制甲醛、角叉菜胶等引起的炎性反应；细辛醇提物能抑制过敏递质的释放。

4）松弛支气管平滑肌、祛痰：细辛挥发油、甲基丁香酚及去甲乌药碱均能松弛支气管平滑肌、平喘；细辛醚可祛痰。

柴 胡

为伞形科植物柴胡 *Bupleurum chinense* DC. 或狭叶柴胡 *Bupleurum scorzonerifolium* Willd. 的根。分别称为"北柴胡"及"南柴胡"。北柴胡主产于河北、河南、辽宁等省；南柴胡主产于湖北、四川、安徽等省。一般认为北柴胡入药为佳。春、秋二季采挖。除去杂质，干燥。切段，生用或醋炙用。以条粗长、须根少者为佳。

【别名】 硬柴胡。

【处方用名】 北柴胡、醋北柴胡、南柴胡、醋南柴胡、酒柴胡。

【药性】 苦、辛，微寒。归肝、胆经。

【功效】 疏散退热，疏肝解郁，升举阳气。

【临床应用】

1. 疏散退热为主

(1) 柴胡配黄芩：和解少阳。代表方：小柴胡汤。

柴胡，苦、辛，微寒，归肝、胆经，既可透散少阳之邪，又可疏泄气机壅滞；黄芩苦寒，清泻少阳经，腑之热。两者配伍，一疏一泻，一散一清，以疏解少阳之邪，解寒热往来及经气不利，胆郁化热，胆火上逆之胸胁苦满，口苦咽干，心烦目眩，适于伤寒少阳证及疟疾寒热往来。

小柴胡汤

柴胡半斤　黄芩三两　人参三两　甘草三两　半夏半升　生姜三两(切)大枣十三枚(擘)

上七味，以水一斗二升，煮取六升，去滓，再煎，取三升，温服一升，日三服。若胸中烦而不呕，去半夏、人参，加瓜蒌一枚。若渴者，去半夏，加人参，合前成四两半，天花粉四两。若腹中痛者，去黄芩，加芍药三两。若胁下痞硬，去大枣，加牡蛎四两。若心下悸，小便不利者，去黄芩，加茯苓四两。若不渴，外有微热者，去人参，加桂枝三两，温服取微汗愈。若咳者，去人参、大枣、生姜，加五味子半升，干姜二两。

(2)《伤寒论》中有7首小柴胡汤类方。其中柴胡用量在半斤者三首,即小柴胡汤、大柴胡汤、柴胡桂枝半夏汤,均为柴胡半斤,黄芩三两,其煎服法,均以水一斗二升,煮取六升,去渣,再煎取三升,日三服,以保证患者用药的顺应性,以及用药安全有效。

2. 疏肝解郁为主

(1) 柴胡配白芍:条达肝气,疏肝解郁,止痛。代表方:四逆散。

柴胡入肝、胆经,能升发,条达阳气,疏肝解郁,透邪;白芍,苦、酸、甘、微寒,入肝、脾经,养血调经,柔肝止痛,敛阴和营。两者合用以解郁透邪,疏肝理脾止痛,一疏一敛,用于外邪入里,阻遏气机,阳气内郁,不达四末而至四肢不温之阳郁肢厥证;但主要用于肝脾不和的胁肋胀痛,脘腹疼痛,下利等。

四 逆 散

甘草(炙) 枳实(破,水渍炙干) 柴胡 芍药

上四味,各十分,捣筛,白饮和,服方寸匕,日三服。咳者,加五味子、干姜各五分,并主下痢。悸者,加桂枝五分。小便不利者,加茯苓五分。腹中痛者,加附子一枚,炮令坼。泄利下重者,先以水五升,煮薤白三升,煮取三升,去滓,以散三方寸匕,内汤中,煮取一升半,分温再服。

(2) 柴胡配枳实:柴胡性生发,条达肝气;枳实,辛行,苦泄,入脾、胃、大肠,善破气除痞,泄热导滞。两者配伍,一升一降,调理肝脾不合之证。

(3) 后世类方:逍遥散(《太平惠民和剂局方》)、柴胡疏肝散(《证治准绳》)、血府逐瘀汤。

3. 后世发展,升举阳气为主 柴胡配升麻:柴胡其性升散少阳,善升阳举陷;升麻,辛、甘、微寒,归肺、脾、肾、大肠经,善升发脾、肺清阳之气,而升阳举陷。两者合用,以佐助黄芪、人参等补中益气,升阳举陷,常用于气虚下陷,久泻脱肛,子宫脱垂等证。代表方:后世《脾胃论》补中益气汤。

【用法用量】 内服:煎汤,3~10g;或入丸散。外用:适量。解表退热用量宜稍重;升阳用量均宜稍轻。

【炮制品】 生柴胡解表退热力强;醋柴胡疏肝解郁力强;生柴胡、酒柴胡长于升阳。

【使用注意】 柴胡其性升散,古人有"柴胡劫肝阴"之说,故阴虚阳亢,肝风内动,阴虚火旺及气机上逆者慎用。

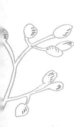

【参考资料】

1. 古籍摘要 《神农本草经》:"主心腹去肠胃中结气,饮食积聚,寒热邪气,推陈致新。"

《滇南本草》:"伤寒发汗解表要药,退六经邪热往来,痹痿,除肝家邪热、痨热,行肝经逆结之气,止左胁肝气疼痛,治妇人血热烧经,能调月经。"

《本草纲目》:"治阳气下陷,平肝、胆、三焦、包络相火,及头痛、眩晕,目昏、赤痛障翳,耳聋鸣,诸疟,及肥气寒热,妇人热入血室,经水不调,小儿痘疹余热,五疳羸热。"

2. 现代研究

(1) 化学成分:柴胡根含 α- 菠菜固醇,春福寿草醇及柴胡皂苷 a、柴胡皂苷 c、柴胡皂苷 d,另含挥发油等。狭叶柴胡根含柴胡皂苷 a、柴胡皂苷 c、柴胡皂苷 d,挥发油,柴胡醇,春福寿草醇,α- 菠菜固醇等。

(2) 药理作用:柴胡具有镇静、安定、镇痛、抗炎、解热、镇咳等作用,又有降低血浆胆固醇、抗脂肪肝、抗肝损伤、利胆、降低转氨酶、兴奋肠平滑肌、抑制胃酸分泌、抗溃疡、抑制胰蛋白酶、抗感冒病毒、抑制结核分枝杆菌等作用。此外,柴胡还有增加蛋白质生物合成、抗肿瘤、抗辐射及增强免疫功能等作用。

(3) 现代临床应用

1) 退热:柴胡注射液(每支 2ml,含生药 8g)及柴胡糖浆临床观察 197 例发热患者,其中感冒 115 例,扁桃体炎 39 例,大叶性肺炎 16 例,急性支气管炎 21 例,急性咽炎 6 例。以柴胡注射液治疗 160 例,总有效率为 54.54%。其剂量不同,疗效有异,肌内注射 2ml 者,总有效率为 31.47%,4ml 者为 68.54%,6ml 者为 89.91%。2~4ml 注射后 30~60 分钟退热 0.4~1℃,而有回升现象,6ml 注射后有出汗,体温下降未见回升;柴胡糖浆口服 20ml(相当于生药 3g),每日 3 次,治 87 例,总有效率为 78.15%,服后约 90 分钟,体温逐渐下降,3 小时可达正常。如不维持,4 小时后又可逐渐上升。

2) 治疗高脂血症:降脂合剂 20ml(相当于柴胡 3g 加罗汉果调味),每日 3 次口服,3 周为一疗程。治疗 58 例,降甘油三酯效果较好。

3) 治疗咳嗽:柴胡镇咳片(生产柴胡注射液的残渣中提取的有效成分制成),治疗因感冒、急慢性气管炎、肺炎、肺癌引起的咳嗽 1 005 例,总有效率为85.8%。

3.不良反应 据报道,柴胡注射液可引起过敏性休克、皮肤过敏反应。

升 麻

为毛茛科植物大三叶升麻 *Cimicifuga heracleifolia* Kom.、兴安升麻 *Cimicifuga dahurica*（Turcz.）Maxim. 或升麻 *Cimicifuga foetida* L. 的干燥根茎。主产于辽宁,吉林、黑龙江等省亦产。秋季采挖。除去泥沙,晒至须根干时,燎去或除去须根,晒干。切片,生用或蜜制用。以体大、质坚、外皮黑褐色、断面黄绿色、无须根者为佳。

【**别名**】 绿升麻。

【**处方用名**】 升麻、蜜升麻。

【**药性**】 辛、微甘,微寒。归肺、脾、胃、大肠经。

【**功效**】 解表退热,透疹,清热解毒,升举阳气。

【**临床应用**】

1.以升举阳气为主 升麻配柴胡:两药均能升举阳气,配伍应用能相须增效,主治中气下陷,气短不足以息,内脏下垂。代表方:补中益气汤。

补中益气汤

黄芪病甚,劳倦热甚者一钱 甘草炙各五分 人参去芦,三分 当归酒焙干或晒干,二分 橘皮不去白,三分 升麻三分 柴胡三分 白术三分

上药㕮咀,都作一服。水二盏,煎至一盏,量气弱气盛,临病斟酌水盏大小,去渣,食远,稍热服。若兼腹中痛者,加白芍以柔肝止痛。头痛者,加蔓荆子、川芎、藁本、细辛以疏风止痛。咳嗽者,加五味子、麦冬以敛肺止咳。兼气滞者,加木香、枳壳以理气解郁。

2.以清热解毒为主 升麻配石膏:升麻苦微寒,清热解毒,尤善解阳明热毒;石膏大寒,清热泻火,归胃经,善清阳明胃火。两药合用,增强清解阳明热毒之力,主治胃火炽盛所致口舌生疮,牙龈肿痛,齿痛。代表方:清胃散。

清 胃 散

生地黄、当归身各三分 牡丹皮半钱 黄连六分(夏月倍之) 升麻一钱

上药为末,都作一服,水盏半,煎至七分,去滓放冷服之。若肠燥便秘,

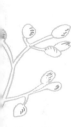

加大黄以导热下行。口渴饮冷,加石膏、玄参、天花粉以清热生津。胃火炽盛之牙龈,加牛膝导血热下行。

【用法用量】 内服:煎汤,3~10g;或入丸散。外用:适量。

【炮制品】 生升麻偏于发表透疹,清热解毒;炙升麻偏于升阳举陷。

【使用注意】 麻疹已透,阴虚火旺,以及阴虚阳亢者,均当忌用。

【参考资料】

1. **古籍摘要** 《神农本草经》:"主解百毒,辟温疫、瘴气。"

《名医别录》:"主中恶腹痛,时气毒疠,头痛寒热,风肿诸毒,喉痛口疮。"

《滇南本草》:"主小儿痘疹,解疮毒,咽喉(肿),喘咳音哑,肺热,止齿痛,乳蛾,疔腮。"

2. **现代研究**

(1) 化学成分:本品含升麻碱、水杨酸、咖啡酸、阿魏酸、鞣质等;兴安升麻含升麻苦味素、升麻醇、升麻醇木糖苷、北升麻醇、异阿魏酸、齿阿米素、齿阿米醇、升麻素、皂苷等。

(2) 药理作用:升麻对结核分枝杆菌、金黄色葡萄球菌和卡他莫拉菌有抗菌作用。北升麻提取物具有解热、抗炎、镇痛、抗惊厥、升高白细胞、抑制血小板聚集及释放等作用。升麻对氯乙酰胆碱、组胺和氯化钡所致的肠管痉挛均有一定的抑制作用,还具有抑制心脏、减慢心率、降低血压、抑制肠管和妊娠子宫痉挛等作用。其生药与炭药均能缩短凝血时间。

(3) 现代临床应用:治疗子宫脱垂。升麻4g研末,在鸡蛋顶部钻一小孔,放入药末搅匀,取白纸蘸水将孔盖严,蒸熟后去壳,早晚各1次,10天为一疗程,疗程间隔2天。共治疗子宫脱垂120例,病程为0.5~10年,其中Ⅰ度脱垂63例,Ⅱ度脱垂51例,Ⅲ度脱垂6例。经3个疗程治愈104例,显效12例,无效4例。

3. **不良反应** 据报道,升麻内服可引起呕吐及肠胃炎,剂量过大可引起头痛、震颤、四肢强直性收缩、阴茎勃起异常,甚至可引起心脏抑制、血压下降、呼吸困难、谵妄,可因呼吸麻痹而死亡。

葛 根

为豆科植物野葛 *Pueraria lobata* (Willd.) Ohwi 的干燥根。习称野葛。主产于湖南、河南、广东、浙江等省;秋、冬二季采挖,趁鲜切成厚片或小块,干燥。

【别名】 野葛、柴葛。

【处方用名】 葛根、煨葛根。

【药性】 甘、辛,凉。归肺、脾、胃经。

【功效】 疏散退热,解肌透疹,生津止渴,升阳止泻,通经活络,解酒毒。

【临床应用】

1.以疏散退热为主 葛根配桂枝:葛根辛凉解肌退热,治风热感冒,项背强痛;桂枝辛温发散风寒,治风寒感冒,表虚有汗者。两药合用,用于风寒感冒,恶风、汗出,兼有项背强痛者。代表方:桂枝加葛根汤。

桂枝加葛根汤

葛根四两　桂枝二两　芍药二两　甘草二两(炙)　生姜三两(切)　大枣十二枚(擘)

上六味,以水一斗,先煮葛根减二升,去上沫;内诸药;煮取三升,去滓,温服一升。覆取微似汗,不须啜粥,余如桂枝法将息及禁忌。

2.以升阳止泻为主 葛根配黄连:葛根味辛解肌退热,升发脾胃清阳之气而止泻;黄连苦寒清胃肠湿热而治湿热泻痢。两药合用,解表清里,止泻痢,用于治疗湿热泻痢、泄泻伴有发热者。代表方:葛根黄芩黄连汤。

葛根黄芩黄连汤

葛根半斤　黄连三两　甘草炙,二两　黄芩三两

上四味,以水八升,先煮葛根,减两升,内诸药,煮取二升,去滓,分温再服。现代用法:水煎服。

3.以解肌透疹为主 葛根配升麻:葛根辛散透疹;升麻清热解毒,透疹。两药合用,解肌透疹之力增强,用于治疗麻疹初起,发热,疹出不畅。代表方:升麻葛根汤。

升麻葛根汤

升麻一两　芍药一两　甘草一两(炙)　葛根一两半

上为粗末。每服三钱,用水一盏半,煎取一中盏,去滓,稍热服,不拘时候,一日二三次。以病气去,身清凉为度(现代用法:作汤剂,水煎服,用量按原方比例酌减)。

4.柴胡、升麻、葛根鉴别应用 三者虽均为解表升阳之品,但性能主治有别。首先,虽均能解表,但柴胡苦辛微寒,入肝、胆经,主散少阳半表半里

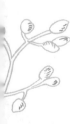

之邪,善疏散退热,主治少阳寒热往来及感冒发热;升麻辛甘性寒,入肺与脾、胃经,主清散而解表,主治风热头痛;葛根甘辛性凉,主入脾、胃经,善发表解肌退热,主治外感项背强痛。其次,虽均能升阳,但柴胡、升麻能升清阳而举陷,用于治疗气虚下陷,脏器脱垂诸证;葛根则鼓舞脾胃清阳上升而止泻痢,多用治脾虚泄泻。第三,升麻、葛根均能透疹,治麻疹不透,而柴胡不能。第四,柴胡又善疏肝解郁,治肝郁气滞之月经不调,胸胁疼痛;升麻又善清热解毒,治咽喉肿痛,口舌生疮,丹毒,温毒发斑及热毒疮肿;葛根又能生津止渴,治热病伤津及内热消渴。

【用法用量】 内服:煎汤,10~15g;或入丸散。外用:适量。

【炮制品】 生葛根偏于解肌退热,透疹,生津;煨葛根长于升阳止泻。

【使用注意】 性寒凉,脾胃虚寒者慎用。

【参考资料】

1. 古籍摘要 《神农本草经》:"主消渴,身大热,呕吐,诸痹,起阴气,解诸毒。"

《名医别录》:"疗伤寒中风头痛,解肌发表,出汗,开腠理,疗金疮,止痛,胁风痛。""生根汁,疗消渴,伤寒壮热。"

《药性论》:"治天行上气,呕逆,开胃下食,主解酒毒,止烦渴。熬屑治金疮,治时疾解热。"

2. 现代研究

(1) 化学成分:本品主要含黄酮类物质如大豆苷、大豆苷元、葛根素等,还有大豆素 -4、7- 二葡萄糖苷、葛根素 -7- 木糖苷、葛根醇、葛根藤素及异黄酮苷和淀粉。

(2) 药理作用:葛根煎剂、醇浸剂、总黄酮、大豆苷、葛根素均能对抗垂体后叶素引起的急性心肌缺血。葛根总黄酮能扩张冠状动脉血管和脑血管,增加冠脑血流量和脑血流量,降低心肌耗氧量,增加氧供应。葛根能直接扩张血管,使外周阻力下降,而有明显降血压作用。葛根素能改善微循环,提高局部微血流量,抑制血小板凝集。葛根有广泛的 β 受体拮抗作用。对小鼠离体肠管有明显解痉作用,能对抗乙酰胆碱所致的肠管痉挛。葛根还具有明显解热作用,并有轻微降血糖作用。

(3) 现代临床应用

1) 治疗冠心病心绞痛:葛根酒浸膏片每日 6~12 片,分 2~3 次服,总疗程 4~22 周,治疗冠心病心绞痛 71 例,心电图有效率为 41.3%。

2）治疗高血压：用葛根片治疗伴有颈项强痛的高血压 222 例,症状有效率 78%~90%。

3）治疗跌打损伤：葛根 100g 煎水,先热敷,后浸洗患处,各 30 分钟。治疗 8 例,均有良效。

3. 不良反应 据报道,服用葛根可见腹泻、药物性肝炎、心律失常、溶血反应、过敏反应等不良反应。

淡 豆 豉

为豆科植物大豆 *Glycine max* (L.) Merr. 的干燥成熟种子(黑豆)的发酵加工品。全国大部分地区均产。晒干生用。以色黑、附有膜状物者为佳。

【别名】 豆豉、清豆豉、香豉。

【处方用名】 淡豆豉。

【药性】 辛、苦、凉。归肺、胃经。

【功效】 解表,除烦,宣发郁热。

【临床应用】

1. 宣散郁热,除烦为主

(1) 淡豆豉配栀子：宣散郁热,除烦。代表方:栀子豉汤。

栀子苦、寒,清透郁热,解郁而除烦;淡豆豉气味轻薄,既能解表宣热,解肌发表,载栀子于上,又能起到和胃降气于中之用。二药合用,清中有宣,宣中有降,清热泻火,除烦,用治虚烦懊恼之良方。代表方:栀子豉汤。

栀子豉汤

栀子十四个(擘) 香豉四合(绵裹)

上二味,以水四升,先煮栀子,得二升半,内豉,煮取一升半,去滓,分为二服,温进一服,得吐者,止后服。若兼气短者,加甘草为栀子甘草豉汤。若兼呕吐者,加生姜为栀子生姜豉汤。

(2) 淡豆豉配栀子、枳实：清热除烦,宽中。代表方:枳实栀子豉汤。

枳实栀子豉汤方中枳实宽中行气,栀子清热除烦,豆豉宣透邪气。用清浆水煎药,取其性凉善走,调中开胃以助消化。若兼有宿食停滞,胃脘疼痛,大便不通者,可加大黄以荡涤肠胃,下其滞结。

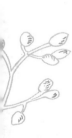

枳实栀子豉汤

枳实三枚(炙) 栀子十四个(擘) 香豉一升(绵裹)

上三味,以清浆水七升,空煮取四升,内枳实、栀子,煮取二升,下豉,更煮五六沸,去滓,温分再服,覆令微似汗。若有宿食者,内大黄如博棋子五六枚,服之愈。

(3) 淡豆豉配瓜蒂、赤小豆:涌吐痰实。代表方:瓜蒂散。

瓜 蒂 散

瓜蒂一分(熬黄) 赤小豆一分

上二味,各别捣筛,为散已,合治之,取一钱匕,以香豉一合,用热汤七合,煮作稀糜,去滓,取汁和散,温顿服之。不吐着,少少加,得快吐乃止。诸亡血虚家,不可与瓜蒂散。

2. 后世发展,解表散邪为主 淡豆豉配金银花、连翘、薄荷等:淡豆豉辛散轻浮,能疏散表邪。代表方:银翘散。

淡豆豉配葱白:解表发汗,用于风寒感冒初起,恶寒发热、无汗、头痛、鼻塞等症。代表方:葱豉汤。

【用法用量】 内服:煎汤,6~12g;或入丸散。

【炮制品】 淡豆豉炮制方法:取黑大豆洗净,另取桑叶、青蒿加水煎煮,滤过,将煎汁拌入净大豆中,待汤液被吸尽后,置蒸制容器内蒸透,取出,稍凉,置容器内,用煎过汁的桑叶、青蒿渣覆盖,在温度25~28℃、相对湿度80%的条件下,闷制发酵,长满黄衣时,取出,去药渣,加适量水搅拌,捞出,置容器内,保持温度50~60℃,闷15~20天,充分发酵,有香气逸出时,取出,略蒸,干燥,即得。

【参考资料】

1. 古籍摘要 《名医别录》:"主伤寒头痛,寒热,瘴气恶毒,烦躁满闷,虚劳喘息,两脚疼冷。"

《珍珠囊》:"去心中懊恼,伤寒头痛,烦躁。"

《本草纲目》:"下气,调中。治伤寒温毒发斑,呕逆。"

2. 现代研究

(1) 化学成分:本品主要含异黄酮类成分,如大豆苷、大豆素、黄豆苷等,以及蛋白质、脂肪、酶类、维生素、微量元素等。

(2) **药理作用**:淡豆豉有微弱的发汗作用,并有健胃、助消化作用。

第二节 清 热 药

石 膏

为硫酸盐类矿物硬石膏族石膏,主含含水硫酸钙($CaSO_4 \cdot 2H_2O$)。主产于湖北、安徽、河南、山东、四川等地。采挖后,除去杂石及泥沙,打碎生用或煅用。以块大色白、质松、纤维状、无杂石者为佳。

【**别名**】 大石膏、玉大石、白虎、冰石、细理石。

【**处方用名**】 生石膏。

【**药性**】 甘、辛,大寒。归肺、胃经。

【**功效**】 清热泻火,除烦止渴。

【**临床应用**】

1. 以清热泻火为主

(1) **石膏配竹叶**:清肺胃之热邪。代表方:竹叶石膏汤。

竹叶味甘,性寒,气轻上浮,上能清心火而除烦,中能泄胃火,下能利小便而渗湿。二药配伍,竹叶引石膏升降以清心经之热,并甘缓石膏之猛性;而石膏之清热更能助竹叶清心除烦功用的发挥。二药相配共奏滋阴清热除烦之功。在后世医家著作中,多见竹叶石膏配伍用于虚烦证的处方中,凡是符合余热未清,气津两伤的病机特点均可化裁使用。

竹叶石膏汤

竹叶二把 石膏一斤 半夏半升(洗) 麦门冬一升(去心) 人参二两 甘草二两(炙) 粳米半升

上七味,以水一斗,煮取六升,去滓,内粳米,煮米熟,汤成,去米。温服一升,日三服。

(2) **石膏配人参**:清热益气生津。代表方:白虎加人参汤。

人参味甘性温,大补元气,复脉固脱,补脾益肺,生津养血,安神益智。在热病后期,以人参扶正气助石膏退热;同时石膏性寒,佐人参温性。二药配伍,相使为用,可防药寒病热之格拒,使得清热中有益气,益气中有生津,达清热透邪生津之目的。主治大热、大汗、大烦渴后伤及气阴者。

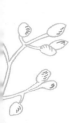

白虎加人参汤

知母六两　石膏一斤(碎)　甘草二两(炙)　人参二两　粳米六合

上五味,以水一斗,煮米熟汤成,去滓。温服一升,日三服。

(3) 石膏配麻黄:清宣肺中郁热。代表方:麻黄杏仁甘草石膏汤。

石膏辛甘大寒,清宣肺胃郁热,除口渴;麻黄辛苦温,既能宣发肺气,又能发汗解表,并可使肺中邪热从汗而解。麻黄得石膏,宣肺平喘而不助热;石膏得麻黄,清解肺热而不凉遏。两者相配,一温一寒,一散一清,相制为用。近代临床可用于治疗流行性感冒,肺炎,急、慢性支气管炎等。

麻黄杏仁甘草石膏汤

麻黄四两(去节)　杏仁五十个(去皮尖)　甘草二两(炙)　石膏半斤(碎,绵裹)

上四味,以水七升,煮麻黄减二升,去上沫,内诸药,煮取二升,去滓,温服一升。

2.清热泻火,除烦止渴为主　石膏配知母:清热除烦、生津止渴。代表方:白虎汤。

知母辛甘而寒,质润多液,既升又降,上清肺热,中清胃火,下泻相火;石膏辛甘大寒,清热泻火,善清肺胃之热。二药相须为用,清热除烦、生津止渴之力尤强,且知母退热力缓但作用持久,石膏退热虽速但作用短暂,二药相配,互制其短,相互促进,清泄肺胃实热之力增强,为治疗伤寒阳明病热证的经典组合,症见发热,汗出,烦渴,谵语,脉洪大。后世温病学派又将其立为清气分热盛证的常用配伍组合。

白 虎 汤

知母六两　石膏一斤(碎)　甘草二两(炙)　粳米六合

上四味,以水一斗,煮米熟汤成,去滓。温服一升,日三服。

【用法用量】　内服:煎汤,15~60g。宜打碎先煎。外用:适量,研末撒敷患处。

【炮制品】　生石膏,偏于清热泻火;煅石膏,偏于收湿,生肌敛疮,止血。

【使用注意】　脾胃虚寒及血虚、阴虚发热者忌用。

【参考资料】

1.古籍摘要　《神农本草经》:"主中风寒热,心下逆气,惊喘,口干舌焦,不能息,腹中坚痛,产乳,金疮。"

《名医别录》:"除时气头痛身热,三焦大热,皮肤热,肠胃中膈热,解肌发汗;止消渴烦逆,腹胀暴气喘息,咽热。"

《药性论》:"治伤寒头痛如裂,壮热,皮如火燥,烦渴,解肌,出毒汗,主通胃中结,烦闷,心下急,烦躁,治唇口干焦。"

《日华子诸家本草》(简称《日华子本草》):"治天行热狂,下乳,头风旋,心烦躁,揩齿益齿。"

《珍珠囊》:"止阳明头痛,止消渴,中暑,潮热。"

《用药心法》:"胃经大寒药,润肺除热,发散阴邪,缓脾益气。"

《本草衍义补遗》:"研为末,醋研丸如绿豆大,以泻胃火、痰火、食积。"

《本草蒙筌》:"胃脘痛甚,吞服。"

《长沙药解》:"清心肺,治烦躁,泄郁热,止燥渴,治热狂,火嗽,收热汗,消热痰,住鼻衄,调口疮,理咽痛,通乳汁,平乳痈,解火灼,疗金疮。"

2. 现代研究

(1) 化学成分:生石膏主要成分为含水硫酸钙($CaSO_4 \cdot 2H_2O$),含量不少于95%。此外常有黏土、砂粒、有机物、硫化物等杂质混入,并含少量的锌、铝、铁、镁、铜等元素。

(2) 药理作用:石膏具有解热、抗炎、止渴的作用,又有调节免疫功能、抗病毒等作用。

(3) 现代临床应用

1) 治疗小儿感冒发热:石膏150g(先煎半小时),麻黄6g,表寒重者加羌活6g,咳嗽甚者加苦杏仁6g,扁桃体肿大者加金银花15g,连翘9g,每天1剂。治疗小儿感冒发热180例,治愈共174例,治愈率96.7%。其中12小时内恢复正常者22例,1天内恢复正常者78例,2天内恢复正常者52例,3天内恢复正常者22例。

2) 治疗外感后久咳:应用竹叶石膏汤加减治疗外感后久咳96例。水煎服,每日1剂,分3次口服,在治疗期间嘱患者忌烟酒及忌食辛辣油腻之品。治疗2周为一疗程。治愈78例,好转14例,无效4例,总有效率为95.8%。

3) 治疗2型糖尿病:应用加减人参白虎汤治疗2型糖尿病40例。水煎服,每日1剂,分早晚两次服用,2周为一疗程,连续3个疗程治疗后,观察组治疗总有效率为92.5%,对照组治疗总有效率为75%,观察组疗效明显高于对照组,两组疗效具有显著差异。

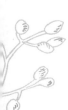

知 母

为百合科植物知母 *Anemarrhena asphodeloides* Bge. 的干燥根茎。春、秋二季采挖,除去须根及泥沙,晒干,习称"毛知母";或除去外皮,晒干。

【别名】 毛知母、光知母、知母肉。

【处方用名】 知母、盐知母。

【药性】 苦、甘,寒。归肺、胃、肾经。

【功效】 清热泻火,生津润燥。

【临床应用】 知母苦寒质润,清热润燥,其在《伤寒论》中共出现 3 次,除了白虎汤和白虎加人参汤之外,还在麻黄升麻汤中发挥了养阴清肺之效。

1. 清热泻火为主 知母配石膏:石膏辛甘大寒,功善清解,透热出表,以除阳明气分之热;知母苦寒质润,既助石膏清阳明气分之热,又可滋阴润燥救已伤之阴津。二药相须为用,可增强清热生津之功。代表方:白虎汤。

白 虎 汤

石膏一斤(碎) 知母六两 甘草二两(炙) 粳米六合

上四味,以水一斗,煮米熟汤成,去滓。温服一升,日三服。

本方主治证是阳明、气分热盛证。里热炽盛,故大热;里热迫津外泄,则大汗出;大热及大汗出伤津,则见大烦;脉洪大有力,为热盛于经所致。气分热盛,但未致阳明腑实,故不宜攻下,热盛津伤,又不能苦寒直折,治宜清热生津。

方中石膏宜生用,辛甘大寒,功善清解,透热出表,以除阳明气分之热为君药。知母苦寒质润,既助石膏清阳明气分之热,又可滋阴润燥救已伤之阴津为臣药。君臣相须为用,可增强清热生津之功。佐以粳米、蜜甘草益胃生津,亦可防石膏大寒伤中之弊。蜜甘草兼以调和诸药为使。四药相配,共奏清热生津之功。

本方配伍特点:辛甘大寒与苦寒滋润相伍,清热而不伤津,寒凉之中,少佐甘温之品,以和中护胃,使寒不伤中,且有益胃生津之效。

若气血两燔,见神昏谵语,抽搐者,加羚羊角、水牛角以凉肝息风;若兼阳明腑实,见神昏谵语,大便秘结,加大黄、芒硝以泄热攻积。

麻黄升麻汤

麻黄二两半(去节)　升麻一两一分　当归一两一分　知母十八铢　黄芩十八铢　葳蕤十八铢　芍药六铢　天门冬六铢(去心)　桂枝六铢　茯苓六铢　白术六铢　甘草六铢(炙)　石膏六铢(碎,绵裹)　干姜六铢

麻黄、桂枝合为麻黄汤,解太阳之表;桂枝、升麻、麻黄三药又可以升散下陷的厥阴风木;当归、白芍养肝血,肝血充足才能正常发挥疏泄功能,不至于厥阴风木下陷;黄芩、知母、石膏清少阳之热;白术、干姜、桂枝、白芍、茯苓、炙甘草治太阴脾寒;天冬、玉竹养阴清热。

寒重阳郁者,重用麻黄、桂枝;热甚毒重者,增升麻、石膏、黄芩;脾阳虚,湿浊盛者,倍茯苓、白术、干姜;气血不足,抗病乏力,抵抗力低下者,以当归、白芍、玉竹、天冬、茯苓、白术为主。

2. 滋阴润燥为主

(1) 知母配黄芪:张锡纯认为,黄芪能补气,兼能升气,善治胸中大气下陷,不但能补气,用之得当,又能滋阴。张氏分析:"盖虚劳者多损肾,黄芪能大补肺气以益肾水之上源,使气旺自能生水,而知母又能大滋肺中津液,稗阴阳不至偏胜,而生水之功益普也。"知母亦能益气,"谓其益气者,以其能除食气之壮火而气自得其益也"。知母原不甚寒,亦不甚苦,以之与黄芪等分并用,即分毫不觉凉热,张氏用黄芪补气之方,恐有热不受者,恒辅以知母。代表方:玉液汤。

玉 液 汤

生山药一两　生黄芪五钱　知母六钱　生鸡内金二钱(捣细)　葛根一钱半　天花粉三钱　五味子三钱

消渴之证,每以口渴引饮、多食形瘦、小便数多为主要临床特征,多系肺燥胃热肾虚为病。本方所主之消渴乃脾气不升,真阴不足,脾肾两虚所致,脾主升清,散津于肺,肺主治节,上以布津润口,下以通调水道,注入膀胱。今脾不升清,津不上承于口,故口渴引饮,饮水不解;肾阴不足,肾失封藏,膀胱不约,故小便频数量多;脾肾两虚,故困倦气短,脉虚细无力。治宜益气生津,固肾止渴。

方中重用黄芪、山药,两者益气滋阴,补脾固肾,一则使脾气升,散精达肺,输布津液以止渴,二则使肾气固,封藏精微以缩尿,两者共为君药。盐知

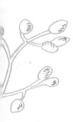

母、天花粉滋阴清热,润燥止渴,配合黄芪、山药,则元气升而真阴复,气旺自能生水,故为臣药。佐以葛根,宜用粉葛,升阳生津,助脾气上升,散精达肺;鸡内金,现多炒制,助脾健运,化水谷为津液;醋五味子酸收,固肾生津,不使水液下流。诸药相配,共奏益气滋阴,固肾止渴之功。

本方配伍特点:全方药用七味,脾肾同治,气津并补,标本兼顾,且升发与封藏并行。

若气虚较甚,脉虚细者,加人参以补气生津;小便频数者,加酒萸肉、菟丝子以固肾缩尿;烦热渴饮者,加石膏、麦冬。

(2) 知母配地黄: 知母苦寒质润,滋清兼备;熟地黄甘而微温。二药合用,增强滋养肾阴,滋阴降火作用。代表方:玉女煎。

玉 女 煎

石膏三至五钱　熟地三至五钱或一两　麦冬二钱　知母、牛膝各一钱半

上药用水一盏半,煎七分,温服或冷服。

本方主治少阴不足,阳明有余之证。阳明之脉上行头面,入上齿中,阳明气火有余,胃热循经上攻,则见头痛牙痛;热伤胃经血络,则牙龈出血;热耗少阴阴精,故见烦热干渴,舌红苔黄且干。此为火盛水亏相因为病,而以火盛为主。治宜清胃热为主,兼滋肾阴。

方中石膏宜用生品,辛甘大寒,清阳明有余之火而不损阴,故为君药。熟地黄甘而微温,以滋肾水之不足,用为臣药。君臣相伍,清火壮水,虚实兼顾。知母宜用盐知母,苦寒质润,滋清兼备,一助石膏清胃热而止烦渴,一助熟地黄滋养肾阴,且盐炙后,可引药下行,增强滋阴降火作用;麦冬微苦甘寒,助熟地黄滋肾,而润胃燥,且可清心除烦,两者共为佐药。牛膝导热引血下行,且补肾水,为佐使药。诸药配伍,共奏清胃热,滋肾阴之效。

本方的配伍特点:清胃滋肾并用,相伍而成清润之剂,但以清阳明胃热为主,并佐引热下行之法。

火盛者,可加栀子、地骨皮以清热泻火;血分热盛,齿衄出血量多者,去熟地黄,加地黄、玄参以增强清热凉血之功。

(3) 知母配天花粉: 知母清热泻火,生津润燥;天花粉清热生津,消肿排脓。二药合用增强滋阴清热,润燥止渴作用。代表方:玉液汤。

【用法用量】 内服:煎汤,6~12g。

【炮制品】 生知母,偏于清热泻火;盐知母,偏于泻相火。

【参考资料】

1.**古籍摘要** 《神农本草经》:"主消渴热中,除邪气肢体浮肿,下水,补不足,益气。"

《名医别录》:"疗伤寒,久疟,烦热,胁下邪气,隔中恶,及风汗内疸。"

《药性论》:"主治心烦躁闷,骨热劳往来,生产后蓐劳,肾气劳,憎寒虚损,患人虚而口干,加而用之。"

《日华子本草》:"治热劳传尸疰病,通小肠,消痰止嗽,润心肺,补虚乏,安心,止惊悸。"

《本草纲目》:"安胎,止子烦,辟射工溪毒。"

《本草求原》:"治嗽血,喘,淋,口病,尿血,呃逆,盗汗,遗精,痹痿,瘟痉。"

《医学启源》:"治足阳明火热,大补益肾水,膀胱之寒。《主治秘要》云:其用有三:泻肾经火一也;作利小便之佐使二也;治痢疾脐下痛三也。"

2.**现代研究**

(1)**化学成分**:本品根茎含多种知母皂苷、知母多糖。此外,尚含芒果苷、异芒果苷、胆碱、烟酰胺、鞣酸、烟酸及多种金属元素、黏液质、还原糖等。

(2)**药理作用**:本品有抑制 Na^+,K^+-ATP 酶活性,对胆碱能神经系统及肾上腺素有影响。知母浸膏动物实验有防止和治疗大肠埃希菌所致高热的作用。体外实验表明,知母煎剂对志贺菌属、伤寒沙门菌、副伤寒沙门菌、霍乱弧菌、大肠埃希菌、变形杆菌、白喉棒状杆菌、葡萄球菌、肺炎球菌、β-溶血性链球菌、白念珠菌及某些致病性皮肤癣菌等有不同程度的抑制作用。其所含知母聚糖 A、知母聚糖 B、知母聚糖 C、知母聚糖 D 有降血糖作用,知母聚糖 B 的活性最强,知母水浸提取物能降低正常兔的血糖水平。知母总皂苷有抗血小板聚集作用。知母皂苷有抗肿瘤作用。

(3)**现代临床应用**

1)治疗类风湿关节炎:风湿热痹关节疼痛,痛处有灼热感,或见红肿,痛不可触,得冷则舒,关节不能活动,可涉及一处关节或多处关节,多见有发热、口渴、烦闷不安等全身症状,舌苔黄,脉滑数。治宜清热利湿,疏风通络。方用石膏知母桂枝汤加减:石膏 20g、知母 10g、桂枝 6g、忍冬藤 15g、连翘 15g、威灵仙 10g、防己 10g、黄柏 10g、赤芍 10g、牡丹皮 10g、桑枝 15g。

2)治疗老年肺部真菌感染:处方由桂枝芍药知母汤加五味子、细辛等

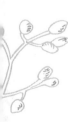

组成：桂枝15g、白芍30g、知母18g、麻黄15g、制附片20g(先煎半小时)、白术18g、生姜15g、甘草6g、防风20g、五味子10g、细辛10g。每日1剂,煎服。

天 花 粉

为葫芦科植物栝楼 *Trichosanthes kirilowii* Maxim. 或双边栝楼 *Trichosanthes rosthornii* Harms 的干燥根。全国南北各地均产,以河南安阳的质量最佳。秋、冬二季采挖,洗净,除去外皮,切厚片。鲜用或干燥用。

【别名】 栝楼根。

【处方用名】 天花粉、花粉。

【药性】 甘、微苦,微寒。归肺、胃经。

【功效】 清热泻火,生津止渴,消肿排脓。

【临床应用】

1. 以消肿排脓为主 天花粉配白芷:天花粉清热泻火解毒,消肿排脓疗疮;白芷辛香走窜,散肿止痛,消痈排脓。二药合用,清热解毒,消散痈肿,用治疮疡初起,热毒炽盛,未成脓者可使消散,脓已成者可溃疮排脓。代表方:仙方活命饮。

仙方活命饮

白芷一钱 贝母、防风、赤芍、当归尾、甘草节、皂角刺(炒)、穿山甲(炙)、天花粉、乳香、没药各两钱 金银花、陈皮各三钱

用酒一大碗,煎五七沸服(现代用法:水煎服,或水酒各半煎服)。

2. 以清热泻火为主 天花粉配芦根:天花粉善清肺胃热,生津止渴;芦根入肺经,善清透肺热。二药合用,清泻肺胃,生津止渴,用治邪热伤津之消渴证。

3. 以生津止渴为主 天花粉配麦冬:天花粉甘寒,清肺胃二经实热,生津以润肺胃,泻火以清肺胃;麦冬滋阴润肺,益胃生津。二药合用,清泻肺胃,生津润燥,用治热病烦渴及内热消渴,肺热燥咳等。代表方:沙参麦冬汤。

沙参麦冬汤

沙参三钱 玉竹二钱 生甘草一钱 冬桑叶一钱五分 麦冬三钱 生扁豆一钱五分 花粉一钱五分

水五杯,煮取二杯,每日服两次。

若余热未清者,加芦根、金银花;若阴虚热盛者,加玄参、生地黄;若咳甚痰中带血者,加白茅根;潮热、盗汗、面红者,加鳖甲、青蒿。

【用法用量】 内服:煎汤,9~15g;或入丸、散。外用:适量,研末撒;或调敷。

【炮制品】 天花粉可清热泻火,生津止渴,消肿排脓。鲜用时,其清热泻火,生津止渴之功更胜。

【使用注意】 不宜与乌头类药材同用。

【参考资料】

1.古籍摘要 《神农本草经》:"主消渴,身热,烦满,大热,补虚安中,续绝伤。"

《名医别录》:"除胃肠中痼热,八疸身面黄,唇干,口燥,短气,通月水,止小便利。"

《日华子本草》:"通小肠,排脓,消肿毒,生肌长肉,消扑损瘀血,治热狂时疾,乳痈,发背,痔瘘疮疖。"

《医学入门》:"下乳汁。"

《得配本草》:"除酒毒,疗热疝。"

2.现代研究

(1) 化学成分:本品主要含淀粉、皂苷、多糖类、氨基酸类、酶类和天花粉蛋白等。

(2) 药理作用:皮下或肌内注射本品提取物天花粉蛋白,有引产和终止妊娠的作用。天花粉蛋白有免疫刺激和免疫抑制两种作用,体外实验证明,天花粉蛋白可抑制人类免疫缺陷病毒(HIV)在感染的免疫细胞内的复制繁衍,减少免疫细胞中受病毒感染的活细胞数,能抑制 HIV 的 DNA 复制和蛋白质合成。天花粉水提物的非渗透部位能降低血糖。天花粉煎剂对溶血性链球菌、肺炎球菌、白喉棒状杆菌有一定的抑制作用。

(3) 现代临床应用

1) 治疗流行性腮腺炎:大黄 75g、厚朴 30g、陈皮 30g、黄柏 75g、姜黄 75g、天花粉 150g、白芷 30g、甘草 30g,混合研成细末即成金黄散。用凡士林、金黄散按 8 : 2 比例调制成膏。外敷时将药膏摊在适当大小的纱布块上,直接敷贴患部,胶布固定,每天换药 1 次,连敷 7 天为一疗程。

2) 治疗糖尿病:自拟降糖消瘅汤内服。处方:天花粉 30g、葛根 30g、太子参 15g、炒白术 15g、茯苓 15g、山药 20g、薏苡仁 30g、升麻 10g、旋覆花

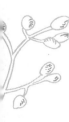

10g(包煎)、半夏 12g、枳壳 15g、丹参 30g、鸡内金 10g。治疗组 45 例,显效 32 例,有效 11 例,无效 2 例,总有效率 95.6%。

3. 不良反应 ①过敏反应:患者用药后出现流泪、打喷嚏,重者可见呼吸急促、唇发绀、全身不适等过敏反应;②个别患者用药后还会出现过敏性休克,表现为突发全身皮疹、球结膜水肿、呼吸困难、不能发音、全身发绀等。

4. 中毒及解救 中毒症状:流泪、打喷嚏、呼吸急促、唇发绀、全身皮疹、球结膜水肿等症状。解救措施:即行给氧;异丙嗪 25mg,肌内注射;氢化可的松 200mg,静脉滴注;去甲肾上腺素 1mg,肌内注射;呋塞米 10mg,口服。30 分钟后全身水肿及皮疹渐消,呼吸平稳,2 小时后完全复常。

淡 竹 叶

为禾本科植物淡竹叶 *Lophatherum gracile* Brongn. 的干燥茎叶。夏季未抽花穗前采割,晒干切段,生用。主产于长江流域至华南各地。

【**别名**】 竹叶。

【**处方用名**】 淡竹叶。

【**药性**】 甘、淡、寒。归心、胃、小肠经。

【**功效**】 清热泻火,除烦止渴,利尿通淋。

【**临床应用**】

1. 清肺胃热为主 淡竹叶配石膏:清肺胃之热邪。代表方:竹叶石膏汤。淡竹叶清心除烦,甘凉入胃,可用于胃虚有热之证;石膏辛甘大寒,有较强的清热泻火作用,并能除烦止渴。二药相伍,共奏滋阴清热除烦之功,主要用于暑温及温热热在气分,症见身热、汗出、烦渴、脉洪大等。后世医家著作中,多见淡竹叶、石膏配伍用于虚烦证的处方中,凡是余热未清,气津两伤的病机特点均可化裁使用。

竹叶石膏汤

竹叶二把 石膏一斤 半夏半升(洗) 麦门冬一升(去心) 人参二两 甘草二两(炙) 粳米半升

上七味,以水一斗,煮取六升,去滓,内粳米,煮米熟汤成,去米,温服一升,日三服。

2. 后世发展

(1) 清透风热治外感为主:淡竹叶性味甘寒,体轻气薄,轻清透达,可用于治疗外感风热所致发热、口渴、咽喉肿痛诸症,常与金银花、连翘、薄荷等配伍,有宣通上焦风热,清解上焦暑热之功效。代表方:银翘散。

(2) 清心热以除烦为主:淡竹叶甘寒,入心经,最善于清心火,除烦热。与木通配伍,增强清心除烦之功。治疗心经热盛所致心胸烦热,口舌生疮,舌尖红赤,口渴等症。代表方:导赤散。

(3) 清心利尿通淋为主:淡竹叶甘淡性寒,清泻心胃实火,渗湿利尿;滑石清热利水通淋。二药合用,清心利尿,用治心、胃火盛,口舌生疮及移热小肠,热淋涩痛。代表方:小蓟饮子。

【**用法用量**】 内服:煎汤,9~15g。

【**使用注意**】 无实火、湿热者慎服,体虚有寒者禁服。

【**参考资料**】

1. 古籍摘要 《滇南本草》:"治肺热咳嗽,肺气上逆,治虚烦,发热不眠。""退虚热,止烦热,煎点童便服。"

《本草纲目》:"去烦热,利小便,清心。"

《生草药性备要》:"凉心,消痰止渴,除上焦火,治白浊,散痔疮毒,明眼目。"

《握灵本草》:"去胃热。"

《玉楸药解》:"去湿,解热。"

《医林纂要·药性》:"治小儿惊痫。"

《本草再新》:"治小儿痘毒,外症恶毒。"

《草木便方》:"治烦热,咳喘,吐血,呕哕。"

《草药新纂》:"治热病疮疡。"

《分类草药性》:"治咳嗽气喘,眼痛。"

2. 现代研究

(1) 化学成分:茎、叶含三萜类化合物,如芦竹素、印白茅素、蒲公英萜醇和无羁萜等。另外,地上部分含酚性成分、氨基酸、有机酸、糖类。叶和茎含芦竹素、白茅素、蒲公英固醇、无羁萜、豆固醇、β-谷固醇、菜油固醇。根茎含芦竹素及白茅素。竹叶中含有大量的黄酮类化合物和生物活性多糖及其他有效成分,如酚酸类化合物、蒽醌类化合物、萜类内酯、特种氨基酸和活性铁、锰、锌、硒等微量元素。竹叶中所含的功能因子主要是黄酮糖

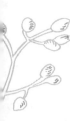

苷和香豆素类内酯。其有效成分的含量和生物活性均与银杏叶具有可比性。竹叶提取物具有优良的抗自由基、抗氧化、抗衰老、降血脂和降血胆固醇的作用。

(2) **药理作用**：本品有解热作用，用 15% 酵母混悬液皮下注射引起大鼠发热，用淡竹叶水浸膏灌胃有解热作用。对用大肠埃希菌皮下注射引起的猫和家兔发热，淡竹叶亦有解热作用，每 1g/kg 淡竹叶的解热效价相当于 33mg/kg 非那西汀的 0.83 倍。淡竹叶的解热有效成分能溶于水及稀盐酸，但不溶于醇及醚。淡竹叶有利尿作用，临床应用证明，淡竹叶的利尿作用较弱，但能明显增加尿中氯化钠的含量。在试管内，淡竹叶水煎剂对金黄色葡萄球菌有一定的抑菌作用。此外，淡竹叶尚有增高血糖的作用。

(3) **现代临床应用**：治疗急性血小板减少性紫癜，党参 10g、黄芪 12g、茯苓 10g、淡竹叶 10g、白术 10g、生地黄 10g、牡丹皮 10g、赤芍 10g、生山楂 15g、柴胡 10g、鳖甲 10g(先煎)、金银花 10g、连翘 10g、蒲公英 15g、黄芩 15g、白茅根 15g、甘草 6g。

栀 子

为茜草科植物栀子 *Gardenia jasminoides* Ellis 的干燥成熟果实。主产于江西、湖南、湖北、浙江及长江以南各地；以皮薄、饱满、色红黄者为佳。9—11 月果实成熟呈红黄色时采收。除去果梗及其他杂质，略蒸或置沸水中略烫，取出，干燥。生用、炒焦或炒炭用。

【别名】 山栀子、栀子仁、栀子皮、越桃。

【处方用名】 栀子、炒栀子、栀子炭。

【药性】 苦，寒。归心、肺、三焦经。

【功效】 泻火除烦，清热利湿，凉血解毒，止血；外用消肿止痛。

【临床应用】

1. 泻火除烦为主

(1) **栀子配淡豆豉**：清热除烦。代表方：栀子豉汤。

栀子苦、寒，清透郁热，泻心火而除烦；淡豆豉解肌发表，宣郁除烦又能载栀子于上，起到和胃降气之用。二药合用，清中有宣，宣中有降，清热泻火，除烦，用治热病心烦，躁扰不宁之良方。代表方：栀子豉汤。

栀子豉汤

栀子十四个(擘)　香豉四合(绵裹)

上二味,以水四升,先煮栀子,得二升半,内豉,煮取一升半,去滓,分为二服,温进一服,得吐者,止后服。若兼气短者,加甘草为栀子甘草豉汤。若兼呕吐者,加生姜为栀子生姜豉汤。

(2)《伤寒论》中另有2首栀子豉汤类方。栀子厚朴汤为栀子十四个加厚朴四两,枳实四枚。清热除烦,宽中除满。用于治疗心烦腹满。

栀子干姜汤为栀子十四个,干姜二两以清上热,温中寒。用于治疗身热不去,微有心烦,或腹满时痛,食少下利等。

注意:如虚寒便溏者则慎用或禁用栀子豉汤。栀子为苦寒之品,宜用于热证而不宜于寒证,若素来脾胃虚弱,大便稀溏者,则慎用或禁用。

2. 清热利湿为主

(1) 栀子配黄柏、甘草:清热利湿退黄。代表方:栀子檗皮汤。

栀子性味苦寒,能清泄三焦之热,通利水道,并因其性滑利而有通腑功能。黄柏苦寒,善清下焦湿热。甘草甘温和中,三药配伍为清热利湿之轻剂。

栀子檗皮汤

肥栀子十五个(擘)　甘草一两(炙)　黄檗二两

上三味,以水四升,煮取一升半,去滓,分温再服。

(2) 栀子配茵陈、大黄:代表方为茵陈蒿汤。

本方中茵陈蒿为主药,苦寒清利湿热,并能疏利肝胆,退黄;栀子苦寒,清泄三焦而利小便;大黄苦寒,泻热行瘀,通腑利胆退黄。三药合用,使二便通利,湿热尽去。

3. 后世发展　泻火解毒为主。

栀子配大青叶、黄柏:栀子能泻火解毒,清肝明目。治疗肝胆火热上攻所致目赤肿痛。代表方:栀子汤。

栀子配木通:栀子善清利下焦湿热而通淋;木通清心利尿。两者合用,清热凉血,利尿通淋。代表方:八正散。

栀子配白茅根:栀子性寒,入血分,清热凉血以止血;白茅根凉血止血。二药合用,清热凉血止血,用治血热妄行之吐血、衄血等。代表方:十灰散。

栀子配金银花:栀子清热泻火,凉血解毒;金银花清热解毒。二药合用,

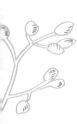

用于治疗热毒疮疡,红肿热痛。

【用法用量】 内服:煎汤,6~10g;或入丸散。外用:适量,研末调敷。

【炮制品】 生栀子偏于清热泻火,凉血解毒;炒后可减轻对胃部刺激,缓和药性,炒栀子与焦栀子功用相似,脾胃虚弱者可用焦栀子;栀子炭偏于凉血止血。

【使用注意】 脾虚便溏者忌服。

【参考资料】

1.古籍摘要 《神农本草经》:"主五内邪气,胃中热气,面赤,酒炮,皶鼻,白癞赤癞,疮疡。"

《名医别录》:"疗目热赤痛,胸心大小肠大热,心中烦闷,胃中热气。"

《医疗本草》:"主瘖哑,紫癜风,黄疸积热心躁。"

《医学起源》:"其用有四;去心经客热一也;除烦躁二也;去上焦虚热三也;治风热四也。"

《本草蒙筌》:"去赤目作障,止霍乱转筋。"

《本草纲目》:"治吐血衄血,血痢下血,血淋,损伤瘀血,及伤寒劳复,热厥头痛,疝气,汤火伤。"

《本草新编》:"止心胁疼痛,泄上焦邪火,祛湿中之热,消五瘅黄病,止霍乱转筋,赤痢。用之吐则吐,用治利则利。"

《医林纂要》:"泻心火,安心神,敛相火妄行。瀹三焦之水道。"

2.现代研究

(1) 化学成分:本品主要含栀子苷、羟异栀子苷、栀子素、西红花素、西红花酸、栀子花甲酸、栀子花乙酸、绿原酸,还含挥发油、多糖、胆碱及多种微量元素。

(2) 药理作用:栀子提取物在体外能明显抑制甲型流感病毒、PIV1、RSV、HSV 等病毒的致细胞病变作用。另外对金黄色葡萄球菌、脑膜炎球菌、卡他莫拉菌等有抑制作用,其水浸液在体外对多种皮肤真菌有抑制作用。本品有保肝利胆的作用,能促进胆汁分泌及胆红素排泄,降低血中胆红素;其水煎液能降低胰淀粉酶,促进胰腺分泌,增强胰腺炎时胰腺腺细胞的抗病能力,显著地增加正常肝血流量。另外,还具有解热、镇痛、抗菌、抗炎、镇静催眠、降血压的作用。

(3) 现代临床应用

1) 治疗急性黄疸性肝炎:基本方剂,茵陈 30g、山栀 15g、赤芍 15g、车前子 30g(包煎)、连翘 30g、柴胡 12g、黄芪 30g、虎杖 15g、垂盆草 20g、田基黄

20g、大黄 12g、丹参 20g、茯苓 15g、甘草 5g。治疗 120 例患者,结果:治愈 95 例,好转 25 例,未见无效病例,总有效率为 100%。

2)治疗热结血瘀证冠心病心绞痛:在西药治疗的基础上加服加味栀子大黄汤,炒栀子 10g、淡豆豉 10g、酒大黄 10g、枳壳 10g、桔梗 10g、三七粉 6g(冲服)。每日 1 剂,水煎 2 次,滤取药液 400ml,分早晚 2 次口服。疗程 14 天。治疗组 40 例,显效 13 例(32.5%),有效 24 例(60.0%),无效 3 例(7.5%),总有效率 92.5%。

黄 芩

为唇形科植物黄芩 *Scutellaria baicalensis* Georgi 的干燥根。春、秋二季采挖,除去须根和泥沙,晒后撞去粗皮,晒干。

【别名】 子芩、条芩、枯芩、片芩。

【处方用名】 黄芩、酒黄芩、黄芩炭。

【药性】 苦,寒。归肺、胆、脾、大肠、小肠经。

【功效】 清热燥湿,泻火解毒,止血,安胎。

【临床应用】

1. 泄热除痞为主 黄芩配半夏:泻热散痞,燥湿化痰。代表方:半夏泻心汤。

(1) 黄芩性寒味苦,入肺、胆、脾、大肠、小肠经。 苦能泻肺降实火,燥肺中痰湿,清肠胃湿热,泄少阳胆热。半夏性味辛温,入脾、胃、肺经。因性燥,最善化痰燥湿,辛能行气开郁,散结消痞,降逆止呕。两药相配,一寒一温,苦降辛开,则通中有降,泄而能开,共奏化痰消痞,清热止呕之功。

半夏泻心汤

半夏半升(洗) 黄芩三两 干姜三两 人参三两 黄连一两 大枣十二枚(擘) 甘草三两(炙)

上七味,以水一斗,煮取六升,去滓,再煎,取三升,温服一升,日三服。

黄芩、半夏相伍,辛以行郁结,苦以泄热邪,方能湿热两解。故温病学派将此理归纳为:湿热之邪,非辛不通,非苦不降。各类湿热阻滞的病证多可应用黄芩、半夏组合以苦辛通降。大柴胡汤、小柴胡汤、生姜泻心汤、甘草泻

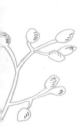

心汤等方中均寓有黄芩、半夏辛开苦降之意。

(2) 此配伍还具燥湿降逆,清肺化痰之功。脾为生痰之源,肺为痰之器。半夏味辛性温而燥,归脾、胃、肺经,为燥湿化痰,温化寒痰之要药。尤善治脏腑之湿痰。能于肺、脾两经中燥湿祛痰以除垢,痰去而肺自清,脾自健。半夏之功重在治生痰之本。黄芩力在治标,不仅入手太阴肺经以降热除湿,亦可入足太阴脾经,除脾经湿热,使胃火不扰肺,达到保肺的效果。二药配伍标本兼顾,脾肺同治,临证可用于治疗肺气上逆,痰热壅肺所致咳嗽痰多、色黄而稠之症,还可用于痰湿蕴热之呃逆呕吐。后世类方:清气化痰丸(《医方考》)。

2. 燥湿止痢为主

(1) 黄芩配黄连:清热燥湿,解毒止痢。代表方:葛根黄芩黄连汤。

黄芩苦寒,善清肺、大肠热;黄连苦寒,善泻心火,散郁。二药相须而用,苦寒直折,泄火解毒、止痢、燥湿、清肠之功尤著。用于治疗中焦热盛所致目赤肿痛,齿龈肿胀,疼痛,口舌生疮,痈肿疔疮,湿热下痢诸症。

葛根黄芩黄连汤

葛根半斤　甘草二两(炙)　黄芩三两　黄连三两

上四味,以水八升,先煮葛根,减二升,纳诸药,煮取二升,去滓,分温再服。

(2) 黄芩配葛根:黄芩苦,寒。归肺、胆、脾、大肠、小肠经。清里热,厚肠胃而治痢,以解胃肠之里。葛根甘、辛,凉。归脾、胃、肺经。发表解肌,以外解在表之邪,又其气轻浮,最能升发脾胃清阳之气而止泻痢。二药相配,既外解表邪,又内清里热,以达表解里和。治疗外感表证未解,热邪入里,身热下痢,胸脘烦热等。

(3) 后世类方:黄连解毒汤(《外台秘要》)、清空膏(《兰室秘藏》)。

3. 泻火解毒为主

(1) 黄芩配大黄:清热泻火,解毒。代表方:泻心汤。

黄芩、大黄相配善于去胸膈之烦热。黄芩性味苦寒,以清上焦之热为主。大黄性味苦寒,归脾、胃、大肠、肝、心包经。其功善推陈致新,走而不守,为治疗积滞便秘之要药。因其苦寒沉降,善能泄热,故尤善治实热便秘。此药能直入下焦,将邪热由下导出。二药配伍,相须为用,功在使上热下走。治疗便秘或兼具膈上实热为主之证,疗效显著。

泻 心 汤

大黄二两　黄连一两　黄芩一两

上三味,以水三升,煮取一升,顿服之。

(2) 大黄、黄芩再加黄连:是临证用以清热凉血、解毒消痈的常用组合,主要用于治疗肿毒疮疡及热迫血行等证。

(3) 后世类方:凉膈散(《太平惠民和剂局方》)、三黄丸(《太平惠民和剂局方》)。

4. 疏散退热为主　柴胡配黄芩:和解少阳。代表方:小柴胡汤(见柴胡)。

5. 除热安胎为主　黄芩配白术:健脾除湿,清热泻火,固下安胎。代表方:当归散。

黄芩苦寒而降,清热、泻火、安胎,善除胃热,泻肝、胆、大肠之火。白术甘温味厚,补脾益气,健中增食,燥湿利水,固下安胎。二药相伍,泻补兼施,寒温并用,气血同调。能达到脾健、湿除、热清、胎安之效。主治湿热内蕴,胎热升动,恶心呕吐,胎动不安等。

当 归 散

当归一斤　黄芩一斤　芍药一斤　川芎一斤　白术半斤

上五味,杵为散,酒饮服方寸匕,日再服。妊娠常服即易产,胎无苦疾。产后百病悉主之。

6. 清热止痢,和中止痛为主　黄芩配白芍:清热止痢,和中止痛。代表方:黄芩汤。

黄芩清热燥湿解毒;白芍敛阴,和营,缓急止痛。二药合用,一清一敛,相互制约,共奏清热止痢,和中止痛之功。治疗腹痛下痢,身热口苦,舌红苔黄,脉数者。

黄 芩 汤

黄芩三两　芍药二两　甘草二两(炙)　大枣十二枚(擘)

上四味,以水一斗,煮取三升,去滓。温服一升,日再,夜一服。

7. 后世发展

(1) 泻肺止咳为主:黄芩与知母是清泻肺火的常用组合。黄芩苦寒,能清热解毒,长于清泄肺胃之火。知母辛苦寒凉,上能清肺,中能凉胃,下能泻相火兼坚肾阴。黄芩与知母合用,黄芩之苦燥,可制知母之滋腻;反

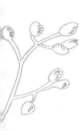

之,知母之润又可防黄芩伤阴之弊。两者不但互补长短,而且同气相求,使这一配伍以滋阴与燥湿共施,清养与清解并用,既可清泄肺胃之火,且能养阴清热。二药合用,相辅相成,共奏清泄肺胃,养阴退热之功。代表方:达原饮。

(2) **凉血止血为主**:黄芩苦寒,功擅清热解毒泻火,上能清肺中火邪,下可清利大肠之湿热。槐花性微寒,味苦,主入肝与大肠经,其功效以凉血止血为佳。二药配伍,兼能入气血,相辅相成,清热止血较著,且能专走下焦,善治由于阴络损伤所致的下部出血。如痔疮出血,肠风下血及崩漏,月经过多等症。此配伍用于止血时,也可取黄芩炭配槐花使用,以加强止血之效。代表方:槐角丸。

【**用法用量**】　内服:煎汤,3~10g。外用:适量,煎水洗;或研末调敷。

【**炮制品**】　生用,清热泻火;炒用,安胎;酒炙用,清上焦热;炒炭用,偏止血。

【**使用注意**】　本品苦寒伤胃,脾胃虚寒者不宜使用。

【**参考资料**】

1. **古籍摘要**　《神农本草经》:"主诸热黄疸,肠澼,泄痢,逐水,下血闭,(治)恶疮,疽蚀,火疡。"

《名医别录》:"疗痰热,胃中热,小腹绞痛,消谷,利小肠,女子血闭,淋露下血,小儿腹痛。"

《药性论》:"能治热毒,骨蒸,寒热往来,肠胃不利,破壅气,治五淋,令人宣畅,去关节烦闷,解热渴……心腹坚胀。"

《滇南本草》:"上行泻肺火,下行泻膀胱火,(治)男子五淋,女子暴崩,调经安胎。清热,胎中有火热不安,清胎热,除六经实火实热。所谓实火可泻,黄芩是也,热症多用之。"

《本草纲目》:"治风热湿热头疼,奔豚热痛,火咳肺痿喉腥,诸失血。"

2. **现代研究**

(1) **化学成分**:含多种黄酮类化合物,主要为黄芩苷、黄芩素、汉黄芩苷、汉黄芩素、7-甲氧基黄芩素、7-甲氧基去甲基汉黄芩素、黄芩黄酮Ⅰ、黄芩黄酮Ⅱ。

(2) **药理作用**:本品煎剂在体外对志贺菌属、白喉棒状杆菌、铜绿假单胞菌、伤寒沙门菌、副伤寒沙门、变形杆菌、金黄色葡萄球菌、溶血性链球菌、肺炎球菌、脑膜炎球菌、霍乱弧菌等有不同程度的抑制作用;黄芩苷、黄芩苷元对豚鼠离体气管过敏性收缩及整体动物过敏性气喘,均有缓解作用,并与麻黄碱有协同作用,能降低小鼠耳毛细血管通透性。黄芩还有解热、降血压、镇静、保肝、利胆、抑制肠管蠕动、降血脂、抗炎、抗变态反应、抗氧化、调节 cAMP 水平、抗肿瘤、抗凝、抗血小板聚集等作用;黄芩水提物对前列腺素生物合成有抑制作用。

(3) 现代临床应用

1) 治疗脱发:小柴胡汤加味,柴胡 10g、黄芩 10g、党参 8g、甘草 5g、生姜 5 片、大枣 4 枚、法半夏 10g、香附 8g、茯苓 30g,7 剂,每日 1 剂。

2) 内外合治痤疮:黄芪 30g、白芷 15g、黄芩 10g、黄柏 10g、百部 15g、槐米 10g、赤小豆 20g、丹参 15g、红花 5g、赤芍 10g、当归 10g、紫草 5g、土茯苓 20g、鹿角霜 20g、薏苡仁 30g、黄连 8g、甘草 10g,水煎服,每日 1 剂,分 3 次服,10 日为一疗程。

黄　连

本品为毛茛科植物黄连 *Coptis chinensis* Franch.、三角叶黄连 *Coptis deltoidea* C.Y.Cheng et Hsiao 或云连 *Coptis teeta* wall. 的干燥根茎。以上三种分别习称"味连""雅连""云连"。秋季采挖,除去须根和泥沙,干燥,撞去残留须根。

【**别名**】　味连、川连、鸡爪连。

【**处方用名**】　黄连、川连、姜连、川黄连。

【**药性**】　苦,寒。归心、脾、肝、胆、大肠经。

【**功效**】　清热燥湿,泻火解毒。

【**临床应用**】

1. 清热解毒　酒热戕胃者湿热内生,壅阻中焦,以致大便不通,而无下行之路,而循经上炎以至于面,湿热蒸郁,气机不畅,故胸痞燠热作矣,大黄黄连泻心汤主之,清上行之热,得下行之路,则阳明胃腑之火得以消矣。《伤寒论·辨太阳病脉证并治下》曰:"伤寒胸中有热,胃中有邪气,腹中痛,欲呕吐者,黄连汤主之。"

黄 连 汤

黄连三两　炙甘草三两　干姜三两　桂枝三两　人参二两　半夏半升　大枣十二枚

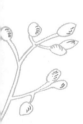

上七位,以水一斗,煮取六升,去滓,温服一升,日三服,夜二服。

黄连清胸中之热;干姜、桂枝温胃中之寒,温中止痛;半夏和胃降逆止呕;人参、炙甘草、大枣益气培中补虚;全方上可清热,中可温中散寒止痛,益气扶正,是治疗上热下寒夹有中虚,寒甚于热的代表方。

2. 表里双解 《伤寒论•辨太阳病脉证并治》谓:"太阳病,桂枝证,医反下之,利遂不止,脉促者,表未解也;喘而汗出者,葛根黄芩黄连汤主之。"

葛根黄芩黄连汤

葛根半斤　甘草二两　黄芩三两　黄连三两

上四味,以水八升,先煮葛根,减二升,内诸药,煮取二升,去滓,分温再服。

方中,葛根辛凉,解散肌表邪热且升津液;黄芩、黄连配伍,苦寒,清里热,厚肠胃,坚阴止利;炙甘草,甘缓和中,调和诸药。诸药共制,功用清热止利,坚阴厚肠,兼以透表。

3. 自汗症 西医诊为自主神经功能紊乱。多食肥甘,胃中积热,热逼汗。热积于胃,上熏心肺。蒸于肺则皮毛疏松,腠理不固;炎于心则心火炽盛,迫为汗(汗为心液),此即《黄帝内经》所谓"阳加于阴谓之汗"也。用大黄黄连泻心汤,黄连清心胃之火,黄芩清太阴内热,大黄泻热开结,引火从大便而出;加木通、淡竹叶以清心火,导热从小便而出。

【用法用量】 2~5g。外用适量。

【炮制品】 黄连片(味连):除去杂质,润透后切薄片,晾干,或用时捣碎。

酒黄连:每100kg黄连,用黄酒12.5kg。酒黄连善清上焦火热。用于目赤,口疮。

姜黄连:每100kg黄连,用生姜12.5kg。姜黄连清胃和胃止呕。用于寒热互结,湿热中阻,痞满呕吐。

萸黄连:取吴茱萸加适量水煎煮,煎液与净黄连拌匀,待液吸尽,炒干。每100kg黄连,用吴茱萸10kg。萸黄连疏肝和胃止呕。用于肝胃不和,呕吐吞酸。

【使用注意】 本品大苦大寒,脾胃虚寒者忌服。苦燥伤津,阴虚津伤者慎用。

【参考资料】

1. 古籍摘要 《神农本草经》:"主热气目痛,眦伤泣出,明目,肠癖腹痛下痢,妇人阴中肿痛。"

《珍珠囊》:"其用有六:泻心脏火,一也;去中焦湿热,二也;诸疮必用,三也;去风湿,四也;治赤眼暴发,五也;止中部见血,六也。"

2. 现代研究

(1) 化学成分:含有多种生物碱,主要为小檗碱、黄连碱、甲基黄连碱、巴马汀、药根碱、表小檗碱等。

(2) 药理作用

1) 抗菌:黄连可有效抑制金黄色葡萄球菌、肺炎球菌、脑膜炎双球菌、痢疾杆菌、炭疽杆菌、溶血性链球菌等。

2) 抗病毒:黄连提取物可抗多种病毒,如流感病毒、乙肝病毒。

3) 抗原虫:抑制体外的阿米巴原虫、阴道毛滴虫、锥虫等。

4) 抗溃疡:明显减少胃液的分泌,达到抑制作用,其作用强度与西咪替丁相当。

(3) 现代临床应用

1) 治疗细菌性痢疾:对菌痢的远期疗效良好,如复发再服仍有效,但对阿米巴痢疾疗效较逊,对小儿中毒性菌痢亦堪应用。

2) 治疗胃溃疡、胃炎:黄连可消炎解毒,抑制胃酸,保护胃黏膜,在临床中用于胃溃疡及胃炎。

3) 治疗伤寒:对降低体温效果显著,大便培养阴性且无不良反应。

4) 治疗高血压:原理在于舒张血管,尤其对急性肾炎之高血压,以及高血压伴有心绞痛和冠心病的患者可有双重效果。

5) 治疗妇科疾病:对于血热妄行的妇科血症及湿热瘀阻的腹痛、呕吐等症均有很好的效果。现代研究中用黄连浸液的阴道棉栓治疗滴虫性阴道炎、慢性子宫颈炎等妇科炎症取得了满意效果。

黄 柏

为芸香科植物黄皮树 *Phellodendron chinense* Schneid. 的干燥树皮。习称"川黄柏"。主产于四川、贵州、湖北、云南等地。以皮厚、断面色黄者为佳。清明之后剥取树皮,除去粗皮,晒干压平;润透,切片或切丝。

【别名】 黄柏丝、川黄柏、关黄柏。

【处方用名】 黄柏、盐黄柏、黄柏炭。

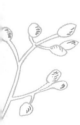

【药性】 苦,寒。归肾、膀胱、大肠经。

【功效】 清热燥湿,泻火除蒸,解毒疗疮。

【临床应用】

1. **泻火除蒸为主** 黄柏配栀子:黄柏苦寒沉降,善清泻下焦湿热;栀子有清利下焦湿热之功效。二药合用,清热燥湿,利湿退黄,治疗湿热郁蒸之黄疸。代表方:栀子柏皮汤。

栀子柏皮汤

栀子十五个(劈) 甘草一两(炙) 黄柏二两

上三味,以水四升,煮取一升半,去滓,分温再服。

2. **清热燥湿为主** 黄柏配白头翁:黄柏清热燥湿,善除大肠湿热以治泻痢;白头翁味苦性寒,清热凉血解毒除湿。二药合用,清热燥湿,解毒止痢,用治湿热疫毒泻痢。代表方:白头翁汤。

白头翁汤

白头翁二两 黄连、黄柏、秦皮各三两

上四味,以水七升,煮取二升,去滓,温服一升;不愈,更服一升。

3. **解毒疗疮为主** 黄柏配黄连:黄柏清热燥湿,泻火解毒;黄连清热燥湿,泻火解毒。二药合用,清热燥湿,解毒,用治疮疡肿痛。代表方:乌梅丸。

乌 梅 丸

乌梅三百个 细辛六两 干姜十两 黄连一斤 当归四两 附子六两(炮)
蜀椒四两(去汗) 桂枝六两 人参六两 黄柏六两

上十味,异捣筛,合治之,以苦酒渍乌梅一宿,去核,蒸之五升米下,饭熟,捣成泥,和药令相得,内臼中,与蜜,杵二千下,丸如梧桐子大,先食饮,服十丸,日三服,稍加至二十丸。禁生冷、滑物、臭食等。

4. **泻火解毒为主** 黄柏配大黄:主治黄疸自汗便赤腹满之证。代表方:大黄硝石汤。

大黄硝石汤

大黄四两 黄柏四两 芒硝四两 栀子十五枚

上四味,以水六升,先煮三味,取二升,去滓,内芒硝,更煮取一升,顿服。

【用法用量】

1. **内服** 煎汤,3~6g;或入丸、散。

2. **外用** 适量,研末调敷;或煎水浸洗。

【炮制品】 净黄柏、黄柏丝、盐黄柏、酒黄柏、黄柏炭、清炒黄柏、蜜黄柏、乳汁制黄柏、童便制黄柏。

生用:偏于清热燥湿,泻火解毒。

盐炙:可引药入肾,缓和苦燥之性,增强滋肾阴、泻相火、退虚热作用。

酒炙:可降低苦寒之性,引药上行,清血分湿热。

黄柏炭:清湿热之中兼具涩性,多用于止血。

【使用注意】 脾虚泄泻,胃弱食少,肾阳衰虚或阴盛阳微者忌服。

【参考资料】

1. **古籍摘要** 《神农本草经》:"主五脏肠胃中结热,黄疸,肠痔,止泻利,女子漏下赤白,阴伤蚀疮。"

《珍珠囊》:"黄柏之用有六:泻膀胱龙火,一也;利小便结,二也;除下焦湿肿,三也;痢疾先见血,四也;脐中痛,五也;补肾不足,壮骨髓六也。"

2. **现代研究**

(1) 化学成分:小檗碱、黄柏碱、木兰花碱、药根碱、掌叶防己碱(巴马亭)、N-甲基大麦芽碱、蝙蝠葛碱、黄柏内酯、黄柏酮、黄柏酮酸、7-脱氢豆固醇、β-谷固醇、菜油固醇、青萤光酸、白鲜交酯、黏液质。

(2) 药理作用:抗病原微生物、调节血糖、抑制胃溃疡、降血压、抗炎、解热、抗肿瘤、调节免疫、抗氧化、前列腺渗透、抗癌、选择性增强心肌收缩力、镇咳、祛痰、肌肉松弛、利胆。

(3) 现代临床应用

1) 退热:以黄柏、黄芩、黄连为主治疗急性发热病,疗效显著。

2) 治疗鼻渊:采用30%黄柏流浸膏的稀释液,治疗慢性上颌窦炎,取得良好效果。

3) 治疗肺炎:采用黄柏苷针剂,对儿童小病灶性肺炎、大叶性肺炎有显著疗效。

4) 治疗肺痨:用0.2%黄柏碱注射液3~6ml肌内注射,每天2次,以2个月为一疗程,均有良好效果。用黄柏苷针剂肌内注射治疗肺结核,亦有良好疗效。

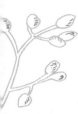

5）治疗流行性脑脊髓膜炎：黄柏制成流浸膏（每 1ml 相当生药 1g），口服，效果显著。用 50% 黄柏水煎剂作喉头雾化吸入，对流行性脑脊髓膜炎预防效果良好。

6）治疗心悸：采用黄柏平悸汤联合普罗帕酮治疗气阴两虚型急性心律失常，总有效率 92.1%，效果优于单纯使用西药的常规治疗。

7）治疗胸痹：采用黄柏胶囊治疗气阴两虚或心肾阴虚型轻度冠心病、心绞痛，取得良好疗效。

8）治疗细菌性痢疾：黄柏研粉，以 10% 乙醇泛丸，每次服 4g，每天 2 次，以 7 天为一疗程，治疗慢性细菌性痢疾，效果显著。黄柏生药，每次 7.5~10g，水煎服，每天 3 次，疗程 8~10 天，治疗细菌性痢疾亦有明显效果。

9）治疗泄泻：采用复方黄柏液保留灌肠治疗溃疡性结肠炎、溃疡性直肠炎疗效确切，且耐受性优于西药灌肠。配伍其他中药亦对放射性直肠损伤、慢性结肠炎、真菌性肠炎、急性肠炎有良好疗效。

10）治疗痛风：黄柏散外敷可有效治疗急性痛风性关节炎。

11）治疗黄疸：黄柏小檗碱注射液治疗肝硬化疗效显著，无副作用；配伍其他中药对治疗丙型病毒性肝炎、黄疸性肝炎、慢性胆道感染有良好疗效。

12）治疗口糜：黄柏配伍干姜等其他中药对治疗口腔炎、白念珠菌性口腔炎、口咽部重型口疮、复发性口疮、口腔溃疡、阿弗他溃疡均有良好疗效，且可减少激素的应用量。

13）治疗淋证：采用黄柏胶囊治疗泌尿系感染，疗效良好。

14）治疗各种外科病证：使用黄柏溶液、复方黄柏液或复方黄柏粉治疗痔疮合并感染、产后伤口病变、下肢溃疡、疱疹、皮肤溃疡感染、烧烫伤、冻伤、褥疮、丹毒、脉管炎、腮腺炎、乳腺炎、湿疹、荨麻疹、痤疮、真菌感染、脸部隐翅虫皮炎、神经性皮炎、接触性皮炎、激素依赖性皮炎、淤积性皮炎、急性放射性皮炎、剥脱性角质松解症、术后感染、其他感染，以及促进术后创面愈合均有良好疗效。

15）其他应用：黄柏及其复方制剂现代临床还用于治疗慢性前列腺炎、外阴瘙痒、盆腔炎、宫颈炎、阴道炎、急慢性骨髓炎、慢性咽炎、耳道炎症、结膜炎、鼻炎、艾滋病、甲沟炎、妊娠合并外阴白色病变等。

秦 皮

为木犀科植物苦枥白蜡树 *Fraxinus rhynchophylla* Hance、白蜡树 *F. chinensis* Roxb.、尖叶白蜡树 *F. szaboana* Lingelsh. 或宿柱白蜡树 *F. stylosa* Lingelsh.的干燥枝皮或干皮。主产于吉林、辽宁、河南等地。以条长、外皮薄且光滑者为佳。春、秋二季剥取,晒干。生用。

【别名】 匕秦皮、梣皮。

【处方用名】 秦皮,秦白皮,北秦皮。

【药性】 苦、涩,寒。归肝、胆、大肠经。

【功效】 清热燥湿,清肝明目,收敛止带、止痢。

【临床应用】

1.以清热燥湿止痢为主 秦皮配黄连:秦皮清热燥湿,收涩止痢、止带;黄连善祛脾胃大肠湿热。二药合用,清热燥湿,止痢,用治湿热泻痢,里急后重等症。代表方:白头翁汤。

白头翁汤

白头翁二两　黄连、黄柏、秦皮各三两

上药四味,以水七升,煮取二升,去渣,温服一升,不愈再服一升。

若外有表邪,恶寒发热者,加葛根、连翘、金银花以透表解热;里急后重较甚,加木香、槟榔、枳壳以调气;脓血多者,加赤芍、牡丹皮、地榆以凉血和血;夹有食滞者,加焦山楂、枳实以消食导滞;用于阿米巴痢疾,配合吞服鸦胆子(桂圆肉包裹),疗效更佳。

2.以清肝明目退翳为主 秦皮配栀子:秦皮清热之中能泻肝火,明目退翳;栀子清泻三焦热邪。二药合用,清热泻火,清肝明目,用治肝经郁火所致目赤肿痛,目生翳膜。

【用法用量】 内服:煎汤,6~12g。外用:适量,煎水洗眼或取汁点眼。

【炮制品】 除去杂质,洗净,润透,切丝,干燥。一般生用。

【使用注意】 脾胃虚寒者忌服。

【参考资料】

1.古籍摘要 《神农本草经》:"主风寒湿痹,洗洗寒气,除热,目中青翳白膜,久服头不白,轻身。"

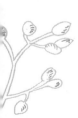

《名医别录》:"疗男子少精,妇人带下,小儿痫,身热。可作洗目汤。皮肤光泽,肥大有子。"

《药性论》:"主明目,去肝中久热,两目赤肿疼痛,风泪不止;治小儿身热,作汤浴,差。"

《日华子本草》:"洗肝,益精,明目,治小儿热惊,皮肤风痹,退热。"

《履巉岩本草》:"治天蛇毒,似癞非癞。"

《医林纂要》:"坚肾泻肝,平相火,止惊痫。"

《本草拾遗》:"杼木皮,叶,煮洗蛇咬,亦作屑敷之。"

《汤液本草》:"主热痢下重,下焦虚。"

《本草汇言》:"敛精,收泪,息崩,止痢。"

《本草便读》:"主少阳协热之痢疾,逐水行皮,洗厥阴湿火之阳邪,祛风明目。"

2. 现代研究

(1) **化学成分**:苦枥白蜡树树皮含七叶素、七叶苷等香豆精类及鞣质。白蜡树树皮含七叶素、秦皮素。尖叶白蜡树树皮含七叶素、七叶苷、秦皮苷等。宿柱白蜡树树皮含七叶素、七苷、秦皮苷、丁香苷、宿柱白蜡苷。

(2) **药理作用**:本品煎剂对金黄色葡萄球菌、大肠埃希菌、福氏志贺菌、宋内氏志贺菌均有抑制作用;七叶苷对金黄色葡萄球菌、卡他莫拉菌、链球菌、奈瑟菌有抑制作用;秦皮乙素对卡他莫拉菌、金黄色葡萄球菌、大肠埃希菌、福氏志贺菌也有抑制作用;秦皮乙素、七叶苷及秦皮苷均有抗炎作用;秦皮乙素有镇静、镇咳、祛痰和平喘作用;秦皮苷有利尿、促进尿酸排泄等作用;七叶苷亦有镇静、祛痰、促进尿酸排泄等作用。

(3) **现代临床应用**:治疗慢性直肠炎。予秦皮止泻汤(秦皮20g、石榴皮20g、败酱草30g、蒲公英30g、金银花30g、黄柏15g、黄连10g),先浸泡半小时,煎20分钟,取汁150~200ml,中药保留灌肠,一日1次;内服中药健脾消炎汤(党参15g、白术15g、黄芪30g、淮山药15g、茯苓15g、炒扁豆15g、莲子10g、木香6g、甘草6g),加减治疗,一日1剂,分3次服。

白 头 翁

本品为毛茛科植物白头翁 *Pulsatilla chinensis* (Bge.) Regel 的干燥根。主产于吉林、黑龙江、辽宁、河北、山东、山西、江苏、河南、安徽、江苏等

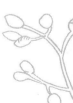

地。春、秋二季采挖,除去叶及残留的花茎和须根,保留根头白绒毛,晒干。切薄片,生用。

【别名】 白头公、白头草。

【处方用名】 白头翁。

【药性】 苦,寒。归胃、大肠经。

【功效】 清热解毒,凉血止痢。

【临床应用】

1. **凉血止痢为主** 白头翁苦寒降泄,凉血解毒,凉血止痢,在《伤寒论》中与黄柏、黄连、秦皮等三药组成白头翁汤,清热解毒,凉血止痢,用于热毒痢疾。白头翁汤证是因热毒深陷血分,下迫大肠所致。热毒熏灼肠胃气血,化为脓血,而见下痢脓血,赤多白少;热毒阻滞气机则腹痛,里急后重;渴欲饮水,舌红苔黄,脉弦数皆是热邪内盛之象。在此方中白头翁为君药与黄连配伍应用,白头翁苦寒降泄,清热解毒,凉血止痢,善于清胃肠湿热及血分热毒,为治疗热毒血痢的良药;黄连药性苦寒可清热燥湿,泻火解毒,燥湿厚肠,为治痢的要药,与白头翁配伍治疗热毒血痢。代表方:白头翁汤(见秦皮)。

2. **清热解毒为主** 本品苦寒,有清热解毒,消肿散结的功效,可与蒲公英、连翘等清热解毒、消痈散结药同用。用于治疗疮痈肿毒,痄腮等症。

3. **清热利湿为主** 白头翁与秦皮配伍,水煎外用,可清热利湿,又能凉血止痒,可用于治疗阴痒带下之证。

【用法用量】 内服:煎服,9~15g,鲜品15~30g。外用:适量。

【炮制品】 除去杂质,洗净,润透,切薄片,干燥。一般为生用。

【使用注意】 虚寒泻痢忌服。

【参考资料】

1. **古籍摘要** 《神农本草经》:"主温疟狂易寒热,癥瘕积聚,瘿气,逐血止痛,疗金疮。"

《药性论》:"止腹痛及赤毒痢,治齿痛,主项下瘤疬。"

2. **现代研究**

(1) **化学成分**:主要为皂苷,水解产生三萜皂苷、葡萄糖、鼠李糖等,并含白头翁素、2,3-羟基白桦酸、胡萝卜素等。

(2) **药理作用**:白头翁煎剂及皂苷有明显的抗阿米巴原虫作用,能显著抑制大鼠体内阿米巴原虫的生长,体外减少阿米巴原虫的繁殖,高浓度的煎

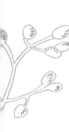

剂或皂苷能完全抑制阿米巴原虫的生长。白头翁鲜汁、煎剂、乙醇提取物等对金黄色葡萄球菌、铜绿假单胞菌、志贺菌属、枯草芽孢杆菌、沙门菌等有明显的体外抑制作用。原白头翁素和白头翁素对链球菌、白喉杆菌、痢疾杆菌、结核杆菌等有很强的抑制作用。白头翁水提液对阴道滴虫有显著的杀灭作用。近年来,白头翁在预防和治疗癌症方面应用广泛,本品对恶性肿瘤细胞的预防和治疗作用的机制主要是抑制肿瘤细胞生长,阻滞肿瘤细胞周期,抑制信号通路,诱导肿瘤细胞凋亡,抑制血管生成,调控细胞能量代谢,逆转耐药性,诱导肿瘤细胞自噬,以及调节免疫等。且相对于化疗药物、生物制剂和放射治疗而言,白头翁资源丰富,价格低廉,疗效突出,是理想的抗肿瘤药。

地 黄

为玄参科植物地黄 Rehmannia glutinosa Libosch. 的新鲜或干燥块根。前者称为"鲜地黄",后者称为"生地黄"。秋季采挖,除去芦头、须根及泥沙,鲜用或将地黄缓缓烘焙至约八成干,生用。干品以块大、体重、断面乌黑油润、味甘者为佳。

【别名】 干生地、干地黄。

【处方用名】 鲜地黄、生地黄、干地黄、生地炭。

【药性】 甘、苦,寒。归心、肝、肾经。

【功效】 清热凉血,养阴生津。

【临床应用】

1. 养阴清热为主

(1) **地黄配百合**:养心润肺,益阴清热。地黄,甘寒质润,泄血分之热;百合甘寒,清气分之热。代表方:百合地黄汤。

百合地黄汤

百合七枚(擘) 生地黄汁一升

上以水洗百合,渍一宿,当白沫出,去其水,更以泉水二升,煎取一升,去滓,内地黄汁,煎取一升五合,分温再服。中病,勿更服。

(2) **地黄配防己、桂枝、防风**:滋阴降火,养血息风,透表通络。其中地黄用量较大,取其滋阴降火,补阴血,益五脏之功,防己、桂枝、防风透表散热,通络去滞。代表方:防己地黄汤。

防己地黄汤

防己一分　桂枝三分　防风三分　甘草二分

上四味,以酒一杯,渍之一宿,绞取汁,生地黄二斤,咬咀,蒸之如斗米饭久,以铜器盛其汁,更绞地黄汁,和分再服。

(3) 后世类方:地黄配青蒿、鳖甲、知母等,养阴清余热,青蒿鳖甲汤(《温病条辨》);地黄配知母、麦冬、地骨皮等,清热养阴生津,地黄膏(《古今医统》)。

2. 后世发展,清热凉血为主　地黄配玄参、连翘、黄连等,地黄甘寒,入营血分,清热凉血,用于治疗温热病热入营血,温毒发斑,清营汤(《温病条辨》)。地黄配水牛角、赤芍、牡丹皮等,犀角地黄汤(《千金要方》)。

3. 后世发展,凉血止血为主　地黄配侧柏叶、荷叶、艾叶等,地黄能清热凉血止血,用于治疗血热妄行之吐血、衄血,四生丸(《校注妇人良方》);地黄配地榆,治血热便血、尿血,两地丹(《石室秘录》)。

4. 后世发展,滋阴润燥为主　地黄配麦冬、玄参等,地黄甘寒质润,滋阴润燥以通便,治疗热病伤阴,阴虚肠燥便秘者,增液汤(《温病条辨》)。

【用法用量】　内服:煎汤,10~15g;鲜品加倍使用。外用:适量。

【炮制品】　鲜地黄清热凉血力强;干地黄清热养阴生津力强;地黄炭长于凉血止血。

【使用注意】　脾虚泄泻,腹满便溏者慎用。

【参考资料】

1. 古籍摘要　《名医别录》:"主男子五劳七伤,女子伤中,胞漏下血,破恶血、溺血,利大小肠,去胃中宿食,补五脏内伤不足,利血脉,益气力,利耳目。"

《药性论》:"补虚损,温中下气,通血脉。久服变白延年。治产后腹痛,主吐血不止。"

《食疗本草》:"主齿痛,吐血,折伤。"

《医学启源》:"凉血补血,补肾水真阴不足。"

《主治秘要》:"其用有三:凉血一也;(除)皮肤燥二也;去诸湿(热)三也。"

《本草从新》:"养阴退阳,凉血生血。治血虚发热,常觉饥馁,五心烦热,倦怠嗜卧,胸膈痞闷,调经安胎,利大小肠。"

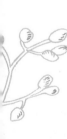

《本草新编》:"凉头面之火,清肺肝之热,热血妄行,或吐血,或衄血,或下血,宜用之为主。"

2. 现代研究

(1) 化学成分:地黄含梓醇、二氢梓醇、乙酰梓醇、桃叶珊瑚苷、地黄苷、密力特苷、单密力特苷、去羟栀子苷、筋骨草苷等环烯醚萜苷类。还含有葡萄糖、蔗糖、果糖及多种微量元素、β-谷固醇等。鲜地黄含有精氨酸等 20 多种氨基酸,干地黄含有丙氨酸等 15 种氨基酸。

(2) 药理作用:地黄水提液有增强免疫力、降血压、镇静、抗炎、抗过敏作用,提高血浆 cAMP 含量水平并显著拮抗地塞米松造成的肾上腺皮质萎缩及功能下降。生地黄流浸膏有强心、利尿作用。乙醇提取物有缩短凝血时间的作用。

(3) 现代临床应用

1) 治疗老年人萎缩性胃炎:处方用益胃汤合芍药甘草汤加减,处方为北沙参 15g、党参 15g、生地黄 15g、玉竹 5g(炒香)、冰糖 15g、芍药 12g、甘草 9g,治疗患者 50 例,有效 12 例(24%),显效 31 例(62%),无效 7 例(14%),总有效率 86.0%。

2) 治疗过敏性紫癜:生地白茅根汤治疗。处方:生地黄 30g、白茅根 90g、牛膝 10g、生黄芪 15g、防己 10g、甘草 10g、大蓟 15g、小蓟 15g。如有关节肿痛加秦艽 10g、木瓜 10g;如腹痛者加白芍 15g、地榆 10g;如有蛋白尿者加党参 15g、白术 10g。每天 1 剂,水煎服,分 2 次服用。7 天为一疗程,治疗 68 例患者,两个疗程后治愈 60 例,显效 7 例,好转 1 例。

第三节 泻 下 药

大 黄

为蓼科植物掌叶大黄 *Rheum palmatum* L.、唐古特大黄 *R. tanguticum* Maxim. ex Balf. 或药用大黄 *R. officinale* Baill. 的干燥根及根茎。掌叶大黄和唐古特大黄药材称"北大黄"或"西大黄",主产于青海、甘肃等地。药用大黄药材称"南大黄",主产于四川。于秋末茎叶枯萎或次春发芽前采挖。以气清香,根茎髓部有星点环列,嚼之黏牙、有沙粒感,具蜀川锦纹者佳。

【别名】 川军、将军、蛋吉、西吉、中吉、锦文。

【处方用名】 大黄、酒大黄、熟大黄、大黄炭。

【药性】 苦,寒。归脾、胃、大肠、肝、心包经。

【功效】 泻下攻积,清热泻火,凉血解毒,逐瘀通经,利胆退黄。

【临床应用】

1.清热泻下为主

(1) **大黄配芒硝**:峻下热结。代表方:大承气汤。

大黄苦寒泄热,攻积通便,荡涤肠胃邪热积滞;芒硝咸苦而泻热通便,润燥软坚,协大黄则峻下热结之力尤增;芒硝、大黄合用,既可苦寒泻下,又能软坚润燥,泻热推荡之力颇峻。

大承气汤

大黄四两(酒洗) 厚朴半斤(去皮,炙) 枳实五枚(炙) 芒硝三合

上四味,以水一斗,先煮二物(厚朴、枳实),取五升,去滓,内大黄,更煮取二升,去滓,内芒硝,更上微火一两沸,分温再服,得下,余勿服。

(2)**《伤寒论》中有5首大承气汤类方**。其中大黄用量在四两者有3首,即大承气汤、小承气汤、调胃承气汤。

2.清热泻火、解毒

(1) **大黄配黄连**:泻热消痞。大黄泻营分之热,黄连泄气分之热,且大黄有攻坚破结之能,其泄痞之功即寓于泻热之内。代表方:大黄黄连泻心汤。

大黄黄连泻心汤

大黄二两 黄连一两

麻沸汤渍之,须臾绞去渣,分两次服。

《伤寒论》中有2首大黄黄连泻心汤类方,大黄用量均在二两,即大黄黄连泻心汤、附子泻心汤。

(2) **大黄配细辛佐附子**:以攻胁下寒结,即兼大黄之寒以导之。寒热合用,温攻兼施。代表方:大黄附子汤。

大黄附子汤

大黄三两 附子三枚(炮) 细辛二两

以水五升,煮取二升,分温三服。若强人煮取二升半,分温三服。服后如人行四五里,进一服。

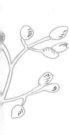

(3) 大黄佐干姜、巴豆:以直攻其寒。代表方:三物备急丸。

三物备急丸

大黄一两　干姜一两　巴豆一两

去皮心熬,外研如脂。

3. 后世发展,清热、凉血解毒为主　大黄配白及:清热解毒,散结消肿。代表方:大黄揭毒散。

大黄揭毒散

大黄一两半　白及一两　朴消二两

上为末。井水调搽,干则润之。

大黄苦寒,长于泻热疗疮;白及苦涩性凉,功专散结消肿;朴消咸苦性寒,善于泻热软坚。三药合用,最能清热解毒,散结消肿,故可治热壅毒肿。

4. 逐瘀通经为主　大黄配枳实:大黄通腑泻热,祛瘀利胆;枳实破气消积。二药合用,内泻阳明热。代表方:大柴胡汤。

大柴胡汤

柴胡半斤　黄芩三两　芍药三两　半夏半升(洗)　生姜五两(切)　大枣十二枚(擘)　枳实四枚(炙)　大黄二两

上八味,以水一斗二升,煮取六升,去滓,再煮,温服一升,日三服。现代用法:水煎,去滓。再煎,分2次温服。

5. 破血逐瘀　大黄配水蛭、虻虫、桃仁:破血逐瘀。大黄清热通腑,活血祛瘀。本方是破血逐瘀重剂,非瘀阻实证慎用,年老体虚者慎用,孕妇忌用。代表方:抵当汤。

抵 当 汤

水蛭、虻虫各30个　桃仁20个　大黄三两

水煎服。

【用法用量】　内服:煎汤,5~15g;入汤剂应后下,或用开水泡服。外用:适量。

【炮制品】　生用,或酒炒、酒蒸、炒炭用。生大黄泻下力强,久煎则泻下力减弱。酒制大黄泻下力较弱,活血作用较好,宜用于瘀血证。大黄炭则多用于出血证。

1. **生大黄**　攻积导滞,泻火解毒(生品易伤胃气)。

(1) 积滞便秘

1) 增液承气汤:配玄参、麦冬、生地黄、芒硝。滋阴增液,泻热通便。

2) 麻仁丸:配火麻仁、苦杏仁(炒)、白芍、厚朴(姜制)、枳实(麸炒)等。润肠泻热,行气通便。

(2) 湿热黄疸:茵陈蒿汤,配茵陈、栀子。清热利湿,退黄。

(3) 癥瘕瘀积:化癥回生丹,配蜀椒(炭)、虻虫、三棱(麸炒)、干漆(煅)、乳香(醋制)、没药(醋制)、水蛭(烫)、艾炭、当归尾、蒲黄(炭)、小茴香(盐制)等。活血祛瘀,化癥消积。

2. **酒大黄**　泻下力稍缓,清上焦实热。

(1) 大便秘结:大承气汤,配厚朴(姜制)、枳实、芒硝。峻下热结。

(2) 肝胆实火:当归龙荟丸,配芦荟、龙胆草(酒制)、栀子、黄连(酒制)、黄芩(酒制)、当归(酒制)、青黛、木香等。清肝胆实火,通肠润便。

(3) 跌打损伤:复元活血汤,配柴胡、当归、桃仁(酒制)、红花、穿山甲(制)、甘草等。活血祛瘀,疏肝通络。

(4) 胸胁刺痛:乌金丸,配香附(醋制)、木香、乳香(醋制)、没药(醋制)、五灵脂(醋制)、延胡索(醋制)、益母草、蚕茧炭等。舒气活血,行瘀止痛。

(5) 瘀血肿胀:活血散瘀汤,配当归尾、赤芍、桃仁、川芎、牡丹皮、枳壳(麸炒)等。活血逐瘀。

3. **熟大黄**　缓和泻下,增强活血祛瘀。

(1) 咽喉肿痛

1) 清咽利膈丸:配连翘、射干、玄参、栀子、荆芥穗、牛蒡(炒)、甘草等。清热利咽,消肿止痛。

2) 新清宁片:单味压片。清热解毒。

(2) 闭经、产后腹痛:大黄䗪虫丸,配黄芩、桃仁、土鳖虫(炒)、水蛭(烫)、干漆(煅)、虻虫(炒)、白芍、生地黄、甘草等。活血消癥,祛瘀生新。

(3) 中风瘫痪:大活络丹,配白花蛇(酒浸)、乌梢蛇(酒浸)、威灵仙(酒浸)、天麻(煨)、何首乌(黑豆水制)、乳香(去油)、没药(去油)、附子(制)、香附(酒浸)、牛黄、冰片等。扶正祛风,活络止痛。

4. **醋大黄**　缓和泻下,化瘀消积,蠲除浊毒。

(1) 癥瘕瘀积:大红花丸,配红花、虻虫。化癥消积。

(2) 经痛闭经:妇科通经丸,配干漆(炭)、香附(醋炒)、红花、木香、莪术

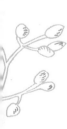

(醋煮)、三棱(醋炒)、郁金、艾叶(炭)、硇砂(醋制)、穿山甲(醋制)等。破血通经,解郁止痛。

5. **大黄炭**　泻下消减,增清热止血功效。

(1) 十灰散:配大蓟炭、小蓟炭、侧柏叶炭、棕榈炭、茜草炭、白茅根炭、荷叶炭、牡丹皮炭、栀子炭。凉血止血。

(2) 四红丹:配当归炭、蒲黄炭、槐花炭、阿胶珠。清热止血。

【使用注意】　本品为峻烈攻下之品,易伤正气,如非实证,不宜妄用;本品苦寒,易伤胃气,脾胃虚弱者慎用;其性沉降,且善活血祛瘀,故妇女妊娠期、月经期、哺乳期应忌用。

【参考资料】

1. 古籍摘要　《神农本草经》:"下瘀血,血闭,寒热,破癥瘕积聚,留饮宿食,荡涤肠胃,推陈致新,通利水谷,调中化食,安和五脏。"

《药性论》:"主寒热,消食,炼五脏,通女子经候,利水肿,破痰实、冷热积聚、宿食,利大小肠,贴热毒肿,主小儿寒热时疾,烦热,蚀脓,破留血。"

《本草纲目》:"下痢赤白,里急腹痛,小便淋沥,实热燥结,潮热谵语,黄疸,诸火疮。"

《药品化义》:"大黄气味重浊,直降下行,走而不守,有斩关夺门之力,故号将军。专攻心腹胀满,胸胃蓄热,积聚痰实,便结瘀血,女人经闭。"

2. 现代研究

(1) **化学成分**:主要为蒽醌衍生物,主要包括蒽醌苷和双蒽醌苷。双蒽醌苷中有番泻苷 A、番泻苷 B、番泻苷 C、番泻苷 D、番泻苷 E、番泻苷 F;游离型的苷元有大黄酸、大黄酚、大黄素、芦荟大黄素、大黄素甲醚等。另含鞣质类物质、有机酸和雌激素样物质等。

(2) **药理作用**:大黄能增加肠蠕动,抑制肠内水分吸收,促进排便;大黄有抗感染作用,对多种革兰氏阳性和阴性细菌均有抑制作用,其中最敏感的为葡萄球菌和链球菌,其次为白喉棒状杆菌、伤寒和副伤寒沙门菌、肺炎球菌、志贺菌属等;对流感病毒也有抑制作用;由于鞣质所致,故泻后又有便秘现象;有利胆和健胃作用;此外,还有止血、保肝、降血压、降低血清胆固醇等作用。

(3) **现代临床应用**

1) 治疗上消化道出血:对 60 例上消化道出血患者分为 2 组,以大黄粉、白及粉口服联合西药奥美拉唑治疗为治疗组,使用奥美拉唑治疗为对照组。其他常规治疗组同对照组,观察时间为5天。结果治疗组总有效率为89.20%,对照组总有效率为65.60%($P<0.05$)。

2) 治疗小儿化脓性扁桃体炎:取生大黄6~9g,放入茶杯内,用开水150~250ml沏泡,待水温降至温凉时即可饮用,服完2小时后原药再用上法沏泡1次,用法同前,服药时可加冰糖调味。用量:2~4岁每日用生大黄6g,每次泡水150ml,5岁以上每日用生大黄9g,每次泡水250ml。显效54例(67.5%),有效14例(17.5%),无效12例(15.0%)。治疗有效的患者中有88.2%患者在48小时内退热。

3) 治疗小儿急性肾炎:运用自拟方大黄丹参汤为主灌肠治疗小儿急性肾炎,并与单用西药治疗的33例作对照,结果前者明显优于西药治疗组。

3. **不良反应** 服用过量可引起恶心、呕吐、腹绞痛、黄疸等。

4. **中毒及解救** 中毒症状:服用过量可引起恶心、呕吐、腹绞痛、黄疸等。解救措施:茶叶15g,红糖适量,煎汤频服;或干姜9g、生地榆9g、红糖适量,煎汤服。

芒　硝

为硫酸盐类天然矿物芒硝族芒硝,经加工精制而成的结晶体。主含含水硫酸钠($Na_2SO_4 \cdot 10H_2O$)。将天然产品用热水溶解,滤过,放冷析出结晶,通称"皮硝"。再取萝卜洗净切片,置锅内加水与皮硝共煮,取上层液,放冷析出结晶,即芒硝。以青白色、透明块状结晶、清洁无杂质者为佳。若芒硝经风化失去结晶水而成白色粉末,称玄明粉(元明粉)。以无色、透明、呈结晶状者佳。主产于河北、河南、山东、江苏、安徽等地。

【别名】 芒消、马牙硝、英硝、盆消、朴硝、皮硝、甜硝、牙硝。

【处方用名】 芒硝、玄明粉。

【药性】 咸、苦,寒。归胃、大肠、三焦经。

【功效】 泻下攻积,润燥软坚,清热消肿。

【临床应用】

1. **治疗胃肠实热积滞,大便不通,热结便秘** 芒硝配大黄:芒硝咸寒,功能泻下,软坚,清热;大黄苦寒,功能泻下攻积,清热泻火,解毒。两药相合,既善泻下攻积,又善润软燥屎,还善清热泻火,治实热积滞,大便燥结,坚硬难下效佳。代表方:大承气汤。

大承气汤

大黄四两(酒洗)　厚朴半斤(炙,去皮)　枳实五枚(炙)　芒硝三合

上四味,以水一斗,先煮二物,取五升,去滓,内大黄,煮取二升,去滓,内芒硝,更上微火一两沸,分温再服。得下,余勿服。

2. 治疗下焦蓄血证　芒硝配桃仁:主治下焦蓄血证。代表方:桃核承气汤。

桃核承气汤

桃仁五十个(去皮尖)　桂枝二两(去皮)　大黄四两　芒硝二两　甘草二两(炙)

上五味,以水七升,煮取二升半,去滓,内芒硝,更上火微沸。下火,先食温服五合,日三服,当微利。

3. 治疗水热互结之结胸证　芒硝配甘遂:主治水热互结之结胸证。代表方:大陷胸汤。

大陷胸汤

大黄六两(去皮)　芒硝一升　甘遂一钱

上三味,以水六升,先煮大黄,取二升,去滓,内芒硝,煮一两沸,内甘遂末,温服一升,得快利,止后服。

4. 治疗阳明腑实,气血亏虚　芒硝配人参:主治阳明腑实,气血亏虚之证。代表方:黄龙汤。

黄 龙 汤

大黄、芒硝各一钱　枳实、厚朴、人参、当归各八分　甘草七分

以水 400ml,加生姜 3 片,大枣 2 枚,煎之,后再加桔梗,煎一沸,热服。

5. 治疗热结阴亏证　芒硝配玄参:主治热结阴亏证。代表方:增液承气汤。

增液承气汤

元参一两　麦冬八钱(连心)　细生地八钱　大黄三钱　芒硝一钱五分

上药以水 1.6L,煮取 600ml,先服 200ml,不效再服。

6. 治疗风热壅盛,表里俱实证 芒硝配防风:主治风热壅盛,表里俱实证。代表方:防风通圣散。

防风通圣散

防风半两　川芎半两　当归半两　芍药半两　大黄半两　薄荷叶半两　麻黄半两　连翘半两　芒硝半两　石膏1两　黄芩1两　桔梗1两　滑石3两　甘草2两　荆芥1分　白术1分　栀子1分

上为末。

7. 治疗上中焦邪热炽盛证 芒硝配黄芩:主治上中焦邪热炽盛证。代表方:凉膈散。

凉 膈 散

川大黄、朴硝、甘草各二十两　山栀子仁、薄荷叶(去梗)、黄芩各十两　连翘二斤半

上粗末。每二钱,水一盏,入竹叶七片,蜜少许,煎至七分,去滓,食后温服。小儿可服半钱,更随岁数加减服之,得利下住服。

8. 治疗热陷心包,引动肝风 芒硝配犀角:主治热陷心包,引动肝风之证。代表方:紫雪。

紫 雪

黄金十斤　寒水石五斤　石膏五斤　磁石五斤　滑石五斤　玄参十六两七钱　羚羊角五两(屑)　犀角五两(屑)　升麻九两　沉香五两　丁子香一两　青木香五两　甘草八两三钱

上十三味,以水60L,先煮五种金石药,得24L,去滓;纳另八味,煮取9L,去滓;取硝石2.16kg、芒硝(亦可用朴消精者)5kg,投汁中,微火上煎,柳木篦搅勿住手,得4.2L,投在木盆中,半日欲凝,纳研朱砂90g,细研麝香当门子37.5g,纳中搅调,寒之两日,成霜如雪紫色。

【用法用量】 内服:10~15g,冲入药汁内或开水溶化后服。外用:适量。

【炮制品】 各种炮制方法有炼、熬、蒸、煮、研、碾、烧、煅、水飞等。其中炼制较为多用和常见。一般说来,朴硝、皮硝是粗制品,是制备芒硝的原料,用于鞣制皮革。芒硝、盆硝、牙硝、英硝和马牙硝则是朴硝加萝卜或不加萝卜炮制的精制品。取芒硝、英硝再三以萝卜蒸炼去碱味即为甜硝。以二硝置之风日中吹去水气,则轻白如粉,即为风化硝。以朴硝、芒硝、英硝同甘草

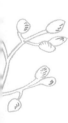

蒸,过鼎罐升煅则为玄明粉。

与莱菔根共煮。莱菔根中的一些无机元素如锌、锰、铁等进入了芒硝,成为炮制后芒硝的组成成分。同时莱菔根也吸附了一些无机离子如铜、铅、镉等,从而降低了对人体健康不利的成分含量。

【使用注意】 孕妇及哺乳期妇女忌用或慎用。

【参考资料】

1.古籍摘要 《神农本草经》:"除寒热邪气,逐六腑积聚、结固、留癖,能化七十二种石。"

《珍珠囊》:"其用有三:去实热,一也;涤肠中宿垢,二也;破坚积热块,三也。"

2.现代研究

(1)化学成分:主要为硫酸钠,尚有少量氯化钠、硫酸镁、硫酸钙等无机盐。

(2)药理作用:芒硝所含的主要成分硫酸钠,其硫酸根离子不易被肠壁吸收,存留肠内形成高渗溶液,阻止肠内水分的吸收,使肠内容积增大,引起机械刺激,促进肠蠕动而致泻。芒硝亦有抗炎的作用。

(3)现代临床应用

1)治疗急性重症胰腺炎:与大黄合用治疗急性重症胰腺炎。使用方法:在胃肠减压、抑酸、抗感染或手术治疗后,取大黄粉 5~10g 化水 50ml 后胃管中注入,每日 1~2 次;芒硝 50g 纱布包裹后外敷脐周腹壁,每日 1 次。

2)治疗急性湿疹:据皮损范围大小,每次用芒硝 140~300g,加适量冷开水溶化后,用消毒纱布或干净毛巾敷患处,每日 3~4 次,每次敷 30 分钟。疗效满意。

3)治疗肠痈肠结:当阑尾包块或脓肿发生不宜手术,内服治疗又因脓肿被大网膜包裹,中西药物不能渗透入里,治疗效果不明显时,用芒硝与大黄粉加醋(黄酒、温水均可)调成糊状,涂敷于右下腹阑尾处,每日 2 次更换,可充分发挥芒硝去实热、软坚散结的局部作用,肿块能明显消失,疼痛和发热也随之消退。

4)治疗静脉炎:以清热利湿、和血通脉的内服药为主,配合芒硝溶液外敷(温水洗净患处,再用 20% 芒硝溶液浸纱布敷于患处,4~6 人/次,每日 2 次,并保持纱布湿润)可明显提高疗效。

5)清洁肠道:对虚性便秘,常规用药效果不佳者,以及常用泻药产生耐药性者,可用芒硝。对实性便秘,可单用芒硝或加大黄共服,用量 5~10g 为宜,因芒硝性猛,用量勿过。

6) 治疗胰腺、胆道危重症:应用芒硝,或以芒硝为主配任意其他攻下药,泻后,腹痛立即缓解或消失,随着腹痛的改善或消失,其他临床表现亦随之改善。芒硝的用量一般不应少于15g,方能取得较早、较快的泻下效果。

7) 治疗跌打损伤:芒硝与大黄、栀子配伍,外敷治疗跌打损伤(软组织损伤),芒硝20g、大黄30g、栀子20g,共研细粉,以鸡蛋清(鸡子白)调成糊状,外敷患处包扎之,每日1次更换,一般3天红肿热痛症状大减,5天即能治愈。用药越早越好,肿胀疼痛越明显,疗效越好。

8) 治疗乳腺炎:芒硝20g,加醋或温水适量搅匀。装入约20cm×20cm大的纱布袋内,敷于乳房上,每日2~3次,每次30分钟,3~5天即愈。此方还可以治疗乳腺小叶增生和产妇回乳等症。

9) 治疗泌尿系结石:琥珀30g、芒硝100g、硼砂20g、海金沙100g,效果较为显著。

10) 治疗伤口硬结:生大黄饮片1份、芒硝4份,研末为硝黄粉,治疗会阴侧切伤口硬结,效果显著。

11) 治疗冻疮、鸡眼:芒硝30g、黄柏30g,水煎泡洗治疗冻疮,每日3次,每次15~20分钟,3日为一疗程,疗效显著。局部有溃烂者亦可直接泡洗,疗效快而时间短。芒硝外敷治脚鸡眼,每日或隔日换药1次。效果显著。

12) 疗痔:配伍相应药物坐浴熏洗治疗炎性外痔、血栓性外痔、嵌顿性内痔都有显著效果。

13) 治疗眼科疾病:与食醋合制成散,治疗角膜翳,有效率94.73%。玄明粉3g烊化内服,治疗黄液上冲(前房积脓),见脓即投,脓消即停,每收捷效。

14) 治疗妇科杂病:配伍相应药物外敷治疗乳腺炎、乳腺小叶增生、产妇回乳、输卵管不通均获良效。

15) 治疗慢性肾衰竭:用芒硝、葡萄糖交替灌肠治疗,可明显改善疾病症状,精神好转,恶心呕吐、四肢麻木、肌肉颤动消失,尿素氮及肌酐明显下降。

火麻仁

为桑科植物大麻 *Cannabis sativa* L. 的干燥成熟果实。秋季果实成熟时采收,除去杂质,晒干。生用,用时打碎。以颗粒饱满、种仁色乳白者为佳。全国各地均有栽培。主产于山东、河北、黑龙江、吉林、江苏等地。

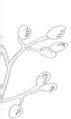

【别名】　大麻子、麻子仁、大麻仁、麻仁、火麻子。

【处方用名】　火麻仁、炒火麻仁。

【药性】　甘,平。归脾、胃、大肠经。

【功效】　润肠通便。

【临床应用】

1.肠燥便秘　火麻仁与苦杏仁、厚朴、白芍、大黄等配伍,能润肠泄热,行气通便,用于肠胃燥热,津液不足,大便干结,如麻子仁丸,原方中麻子仁生用,临床作汤剂时则常炒用。

麻子仁丸

麻子仁二升　芍药半斤　枳实半斤(炙)　大黄一斤(去皮)　厚朴一斤(炙,去皮)　杏仁一斤(去皮尖,熬,别作脂)

上六味,为末,炼蜜为丸,桐子大,饮服十丸,日二服,渐加,以知为度。

2.产后便秘　炒火麻仁与肉苁蓉、当归、桃仁等配伍,治产后大便秘结,有养血活血,润燥通便的作用。

养正通幽汤

当归六钱　甘草五分(炙)　人参二钱五分　黄芪一钱(生)　陈皮四分　桃仁十五粒(去皮尖研)　麻仁二钱(炒)　肉苁蓉一钱(酒洗去甲)

上药用水二盏。煎七分稍热服。

3.体虚心悸　火麻仁与人参、炙甘草、生地黄、阿胶等配伍,能益气滋阴,补血复脉,常用于气血两虚之心悸,脉结代等,如炙甘草汤,临床用作汤剂时,麻子仁亦多炒用。

炙甘草汤

甘草四两(炙)　生姜三两(切)　桂枝三两(去皮)　人参二两　生地黄一斤　阿胶二两　麦门冬半升(去心)　麻子仁半升　大枣十二枚(擘)

上九味,以清酒七升,水八升,先煮八味,取三升,去滓,内胶烊消尽,温服一升,日三服,一名复脉汤。

【用法用量】　内服:煎汤,10~15g,打碎入煎。

【炮制品】　唐代有熬法、蒸制、酒制(《千金要方》)、炒制(《千金翼方》)等炮制方法。炒法为历代沿用。宋代又有发芽法(《博济方》)。明代还有煅法(《医学入门》)。清代则沿用炒法,并有炮制作用的论述。现在仅用净火麻仁和炒火麻仁。

古籍中记载生火麻仁有"破血,利小便"的作用,现在认为生、炒火麻仁功用一致,均可用于肠燥血少,大便秘结及体虚心悸。

炒火麻仁可提高煎出效果,并且气香,能增强润肠燥,滋阴血的作用。

【使用注意】 火麻仁大量食入,可引起中毒。

【参考资料】

1. 古籍摘要 《神农本草经》:"补中益气,久服肥健。"

《药品化义》:"麻仁,能润肠,体润能去燥,专利大肠气结便秘,凡年老血液枯燥,产后气血不顺,病后元气未复,或禀弱不能运行着皆治。"

2. 现代研究

(1) 化学成分

1) 含脂肪油约 30%,油中含饱和脂肪酸、不饱和脂肪酸及其酯类等。饱和脂肪酸含量为 4.5%~9.5%,主要有硬脂酸、花生酸、豆蔻酸、山箭酸、木蜡酸、棕榈酸等;不饱和脂肪酸占总量的 70%~80%,其中油酸占 8.4%~14.8%,亚油酸占 59.7%~62.9%,亚麻酸占 14.7%~17.4%,另含棕榈油酸、二十碳二烯酸及二十碳烯酸和洒剔酸。酯类有棕榈酸甲酯、油酸甲酯、硬脂酸甲酯、亚麻酸甲酯等。

2) 木脂素酰胺类:大麻酰胺 A、大麻酰胺 B、大麻酰胺 C、大麻酰胺 D、大麻酰胺 E、大麻酰胺 F、大麻酰胺 G,大海米酰胺,N-反-咖啡酰酪胺,N-反-阿魏酰酪胺,N-对-香豆酰酪胺。

3) 甾体类:菜油固醇、豆固醇、β-谷固醇、麦角固醇及其衍生物 5α-豆甾烷-3-酮和 5α-麦角甾烷-3-酮。

4) 大麻酚类:主要有大麻酚、大麻二酚、四氢大麻酚等。

5) 生物碱类:大麻素、胡芦巴碱、异亮氨、酸甜菜碱、胆碱等。

6) 黄酮及其苷类:大麻黄酮甲、大麻黄酮乙,木犀草素,芹菜素,牡荆素,荭草苷,木犀草素-7-O-β-D-葡萄糖苷,芹菜素-7-O-β-D-葡萄糖苷。

7) 蛋白质和酶:约占火麻仁干重的 19%。有麻仁球蛋白、麻仁球朊酶、玉米素核苷、氨肽酶、富含甲硫氨酸和胱氨酸的种子蛋白、杏仁酪等。

8) 氨基酸:含有以谷氨酸、组氨酸、精氨酸为主的 18 种氨基酸,其中 7 种为人和动物必需氨基酸。

9) 微量元素:含 9 种常量及微量元素,其中含量较高的 Fe、Mn、Zn、Mg、Ca 等为人体必需元素。

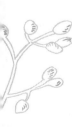

10) 其他成分:异戊烯,二氢二苯乙烯,维生素 B、维生素 E、维生素 K,挥发油,树脂,玉蜀黍嘌呤、卵磷脂,葡糖醛酸,植物酸钙镁,色素,碳水化合物,不溶性纤维。

(2) 药理作用:具有镇痛、抗炎、抗溃疡、双向调节便秘和腹泻、抗衰老、改善学习和记忆、降血压、抗氧化、抗自由基、抗肿瘤、增强免疫、抗凝血、降血脂、利胆、抗疲劳、抗动脉硬化等作用。

1) 不饱和脂肪酸:具有抗氧化、抗自由基、抗肿瘤、增强免疫的作用,可明显降低高密度脂蛋白、血清胆固醇作用,进而减少高血压、心脏病及脑卒中等疾病的发病率。

2) 亚油酸:具有营养脑细胞、调节自主神经、显著的降血脂作用及抗炎效果,对于降低血液中胆固醇的含量,预防高血压和动脉粥样硬化具有明显的疗效。

3) 甘油三酯类:具有抗肿瘤活性。

(3) 现代临床应用

1) 治疗神经性皮炎:火麻仁馏油治疗神经性皮炎,取得较好疗效。

2) 延缓衰老:火麻仁油具有延缓衰老的作用。

3) 治疗老年便秘:火麻仁口服,临床综合疗效及远期疗效较常用泻药具有明显优势,无毒副作用,无药物依赖性,安全可靠。

4) 术后胃肠功能恢复:麻子仁汤加减治疗,有助于术后胃肠功能恢复,且疗效显著。

5) 治疗高血压:麻子仁丸加味治疗高血压,有效率达 91.6%。

6) 其他:火麻仁配伍用于治疗精神分裂症、化脓性脑膜炎、烦躁、胆石症、肠梗阻、尿频、噎膈、肿瘤、三叉神经痛、慢性湿疹、呼吸系统疾病及失眠等,均获较好疗效。

甘 遂

大戟科植物甘遂 *Euphorbia kansui* T.N.Liou ex T.P.Wang 的干燥块根。春季开花前或秋末茎叶枯萎后采挖,撞去外皮,晒干。

【别名】 主田、重泽、甘藁、陵藁、甘泽、苦泽、白泽、鬼丑、陵泽。

【处方用名】 甘遂、醋甘遂。

【药性】 苦,寒;有毒。归肺、肾、大肠经。

【功效】 泻水逐饮,消肿散结。

【临床应用】 攻逐水饮为主。甘遂配大戟、芫花。代表方:十枣汤。

十 枣 汤

芫花(熬) 甘遂 大戟等分

上三味,各捣为散。以水一升半,先煮大枣肥者十个,取八合,去滓,纳入药末。强人服一钱匕,羸人服半钱,温服之。平旦服。若下少病不除者,明日更服,加半钱,得快下利后,糜粥自养。

【用法用量】 内服:0.5~1.5g,炮制后多入丸散用。外用:适量,生用。

【炮制品】 甘遂、醋甘遂。生甘遂有毒,药力峻烈,临床多入丸、散用。可用于痈疽疮毒,胸腹积水,二便不通。醋甘遂,醋制后毒性降低,峻泻作用缓和,毒性减轻,用于腹水胀满,痰饮积聚,气逆喘咳,风痰癫痫,二便不利。

【使用注意】 孕妇禁用;不宜与甘草同用。

【参考资料】

1.古籍摘要 《本草衍义》:"甘遂,今惟用连珠者,然《经》中不言。此药专于行水,攻决为用,入药须斟酌。"

《珍珠囊》:"水结胸中,非此(甘遂)不能除。"

《汤液本草》:"甘遂可以通水,而其气直透达所结处。"

2.现代研究

(1) 化学成分:根含三萜类,中有大戟酮、大戟二烯醇、α-大戟醇、表大戟二烯醇。尚含棕榈酸、柠檬酸、草酸、鞣质、树脂、葡萄糖、蔗糖、淀粉、维生素 B_1 等。

(2) 药理作用

1) 泻下作用:甘遂能刺激肠道,增加肠蠕动,产生泻下作用。生甘遂乙醇浸膏对小鼠有较强的泻下作用,毒性亦较大,经醋炙后其泻下作用和毒性均有减低,小鼠口服生甘遂或炙甘遂的乙醇浸膏10~50g 生药 /kg,约半数动物呈明显的泻下作用,生甘遂作用较强,毒性也较大,58 只小鼠服药后有 11 只死亡,炙甘遂则无死亡。服生甘遂或炙甘遂粉剂的混悬液6~9g/kg,亦有泻下作用,但无死亡。提取乙醇浸膏后的残渣或甘遂的煎剂则无泻下作用,因此泻下的有效成分存在于乙醇浸膏内,可能是一种树脂。

2) 利尿作用:对人体有利尿作用,对大鼠无利尿作用。亦有报道健康人口服甘遂煎剂亦无明显利尿作用。

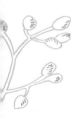

京 大 戟

为大戟科植物大戟 *Euphorbia pekinensis* Rupr. 的干燥根。主产于江苏、四川、江西、广西。

【别名】 大戟、草大戟、下马仙。

【处方用名】 京大戟。

【药性】 甘,微温。归脾、肺经。

【功效】 补气固表,利尿,托毒排脓,生肌。

【临床应用】 攻逐水饮。代表方:十枣汤。

十 枣 汤

芫花(熬) 甘遂 大戟等分

上各为散。以水一升半,先煮大枣肥者十个,取八合,去滓,纳入药末。强人服一钱匕,羸人服半钱,温服之。若下少病不除者,明日更服,加半钱。得快下利后,糜粥自养。

【用法用量】 内服:煎服,1.5~3g;入丸散服,每次 1g。外用:适量,生用。

【炮制品】 京大戟、醋京大戟。生大戟有毒,多外用。用于蛇虫咬伤,热毒痈肿疮毒。醋大戟,醋制后其泻下作用和毒性均有减轻,用于水肿喘满,胸胁积聚,痰饮结聚。

【使用注意】 虚弱者及孕妇忌用。不宜与甘草同用。

【参考资料】

1.古籍摘要 《神农本草经》:"主十二水,腹满急痛,积聚,中风皮肤疼痛,吐逆。"

《名医别录》:"主颈腋痈肿,头痛,发汗,利大小肠。"

《本草正》:"性峻烈,善逐水邪痰涎,泻湿热胀满。"

2.现代研究

(1) **化学成分**:含大戟苷、生物碱、树胶、树脂等。

(2) **药理作用**:本品乙醚和热水提取物有刺激肠道而导泻的作用;对妊娠离体子宫有兴奋作用;能扩张毛细血管,对抗肾上腺素的升血压作用。

(3) **现代临床应用**:治疗妇科疑难杂症。十枣汤出自《伤寒论》,由芫花、甘遂、大戟、大枣临床应用此方加减,治疗妇科疑难杂症,疗效满意。

3. **不良反应**　直接接触本品,可产生皮肤炎症、鼻炎等。

4. **中毒及解救**　中毒症状:内服过量可表现为恶心、呕吐、腹泻、腹痛等不良反应;严重致脱水及肾衰竭、呼吸衰竭甚至死亡。解救措施:早期可洗胃,洗胃后内服生蛋清、牛乳等润滑保护剂。也可用菖蒲煎服。

芫　花

为瑞香科植物芫花 *Daphne genkwa* Sieb. et Zucc. 的干燥花蕾。春季花未开放时采收,除去杂质,干燥。

【**别名**】　紫芫花、大米花、陈芫花。

【**处方用名**】　芫花、醋芫花。

【**药性**】　苦、辛,温;有毒。归肺、脾、肾经。

【**功效**】　泻水逐饮;外用杀虫疗疮。

【**临床应用**】　泻下逐饮为主。芫花配甘遂:泻下逐饮。代表方:十枣汤。

芫花辛、苦,温;甘遂,苦、甘,寒。两者均可泻下逐饮,用于水饮停留胸胁之悬饮,停留腹部之臌胀及水肿腹满等证。

【**用法用量**】　内服:煎服,1.5~3g;入丸散服,每次 0.6g。外用:适量。内服醋制用。

【**炮制品**】　生芫花,有毒,用于水肿胀满,胸腹积水,痰饮积聚,二便不利;外治疥癣秃疮、冻疮。醋芫花毒性降低,缓和泻下作用和腹痛症状。

【**使用注意**】　虚弱者及孕妇忌用。不宜与甘草同用。

【**参考资料**】

1. **古籍摘要**　《神农本草经》:"主咳逆上气,喉鸣喘,咽肿短气……疝瘕,痈肿,杀虫鱼。"

《名医别录》:"消胸中痰水,喜唾,水肿,五水在五藏皮肤及腰痛,下寒毒、肉毒。"

《本草纲目》:"治水饮痰澼,胁下痛。""芫花留数年陈久者良。用时以好醋煮数十沸,去醋,以水浸一宿,晒干用,则毒灭也。或以醋炒者次之。"

2. **现代研究**

(1) **化学成分**:本品含芫花酯甲、芫花酯乙、芫花酯丙、芫花酯丁、芫花酯戊,芫花素,羟基芫花素,芹菜素及谷固醇;另含苯甲酸及刺激性油状物。

(2) **药理作用**:芫花素能刺激肠黏膜引起剧烈的水泻和腹痛。口服芫花

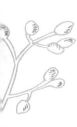

煎剂可引起尿量增加,排钠量亦有增加。醋制芫花的醇水提取物,对肺炎克雷伯菌、溶血性链球菌、流感嗜血杆菌有抑制作用,水浸液对黄癣菌、大芽孢菌、铁锈色小芽孢菌、星状皮癣菌等皮肤真菌有抑制作用,芫花素能引起犬的子宫收缩;芫花还有镇静、镇咳、祛痰作用。

(3) 现代临床应用

1) 治疗重症肝硬化腹水:对 49 例重症肝硬化腹水患者,在中医辨证施治的基础上加用制商陆、芫花治疗,取得了较为满意的效果。

2) 治疗精神分裂症:用中药巴豆、芫花联合小剂量氯丙嗪或奋乃静等抗精神病药治疗精神分裂症 132 例,取得比较满意的效果。

3. 不良反应 服药后可出现一些神经系统症状(如头痛、头晕、耳鸣与四肢疼痛等)与消化系统症状(如口干、胃部的烧灼感、恶心、呕吐与腹泻等)。芫花根的油和醇溶性提取物,可引起用药部位不同程度的腐蚀现象,不宜作肌内注射用。芫花萜中期引产中,少数病例出现发热、寒战或宫腔撕裂,故宫颈发育差者宜慎用。

第四节 化 湿 药

厚 朴

为木兰科植物厚朴 *Magnolia officinalis* Rehd. et Wils. 或凹叶厚朴 *Magnolia officinalis* Rehd. et Wils. var. *biloba* Rehd. et Wils. 的干燥干皮、根皮及枝皮。4—6 月剥取,根皮和枝皮直接阴干;干皮置沸水中微煮后,堆置阴湿处,"发汗"至内表面变紫褐色或棕褐色时,蒸软,取出,卷成筒状,干燥。

【别名】 川朴、紫油朴、赤朴。

【处方用名】 厚朴、姜厚朴。

【药性】 苦、辛,温。归脾、胃、肺、大肠经。

【功效】 燥湿消痰,下气除满。

【临床应用】

1. 行气消胀为主 厚朴配枳实:行气破气,调畅气机。厚朴长于下气除胀,枳实长于破气消积。二药配伍,具有消食积、除胀满作用,用于治疗食积气滞,脘腹痞满胀痛。代表方:大承气汤。

大承气汤

大黄四两(酒洗)　厚朴半斤(去皮,炙)　枳实五枚(炙)　芒硝三合

上四味,以水一斗,先煮二物,取五升,去滓,内大黄,更煮取二升,去滓,内芒硝,更上微火一两沸,分温再服,得下,余勿服。

(1) 大承气汤是张仲景治疗阳明腑实的主方。方中厚朴半斤、大黄四两、枳实五枚、芒硝三合,厚朴倍大黄是以气药为君;厚朴与枳实行气破气,调畅气机,故两药协助硝黄开其闭结,令腑气得通,胃气顺降,诸证自解。

(2) **小承气汤、厚朴三物汤、厚朴大黄汤的药物组成相同,却因为药物剂量的不同而功效各异。**小承气汤中大黄四两、厚朴二两、枳实大者三枚,大黄倍厚朴,是气药为臣,故其以攻下为主,其治以大便不通而胀为主。厚朴三物汤中厚朴八两、大黄四两、枳实五枚,厚朴倍大黄,是气药为君,厚朴与枳实行气破气,故以行气消胀为主,其治以气滞而胀为主。两方之中厚朴的功效皆为行气消胀。

(3) 栀子厚朴汤主治因误下致热留胸膈,气滞于腹,方中厚朴姜炙四两、栀子十四枚、枳实四两,厚朴经过姜炙以后行气发散的力量增强,与枳实相配行气消胀以除腹满,且气行则有助热邪消散,故能助栀子清热。

(4) 厚朴生姜半夏甘草人参汤主治脾虚气滞所致的腹胀,乃消补兼施的方法,方中厚朴、生姜、半夏各半斤,行气消胀,和胃降逆而除腹满,人参一两,炙甘草二两,甘温补气以增强前三药的功效又不伤正气。

(5) 麻子仁丸主治大便干结,小便频数,脘腹胀痛,舌红苔黄,脉数之脾约证。

2. **消痰降逆平喘为主**　厚朴配苦杏仁:宣肺降气,消痰平喘。厚朴下气消痰;苦杏仁宣肺降气,主治咳逆上气,为止咳平喘之要药。二药相伍,共奏降气消痰,止咳平喘之效。代表方:桂枝加厚朴杏子汤。

桂枝加厚朴杏子汤

桂枝三两(去皮)　芍药三两　生姜三两(切)　甘草二两(炙)　大枣十二枚(擘)　厚朴二两(炙,去皮)　杏仁五十枚(去皮尖)

上七味,以水七升,微火煮取三升,去滓。温服一升,覆取微似汗。

《伤寒论》中桂枝加厚朴杏子汤,主治太阳病下之后表邪未解而微喘者,以桂枝汤解肌祛风,调和营卫,而治太阳中风,并以苦杏仁宣肺降气,厚

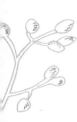

朴下气消痰,而治气逆作喘。

3. 通心阳行气为主 厚朴配薤白、桂枝:宣痹通阳,消痞散结。厚朴苦、辛,温,燥湿消痰,下气除满;薤白、桂枝宣通心阳,化痰散结。诸药合用,则痞结开,痰饮可去,胸胃之阳得复,对于胸阳不振,痰气互结之胸痹痞满多有速效。代表方:枳实薤白桂枝汤。

枳实薤白桂枝汤

枳实四枚　厚朴四两　薤白半升　桂枝一两　瓜蒌一枚(捣)

上五味,以水五升,先煎枳实、厚朴,取二升,去滓,内诸药,煮数沸;分温三服。

临床上该方可用于治疗支气管哮喘、结核性胸膜炎、风湿性心脏病、不稳定型心绞痛、窦性心动过缓等以郁、瘀、痰为主的疾病。

【用法用量】 内服:煎汤,3~10g;或入丸散。

【炮制品】 生厚朴辛辣峻烈,对咽喉有刺激性,一般内服都不生用;姜制后可消除对咽喉的刺激性,并可增强宽中和胃的功效。

【使用注意】 本品辛苦温燥湿,易耗气伤津,故气虚津亏者及孕妇当慎用。

【参考资料】

1. 古籍摘要 《神农本草经》:"主中风伤寒,头痛,寒热,惊悸,气血痹,死肌。去三虫。"

《名医别录》:"主温中,益气,消痰下气,治霍乱及腹痛,胀满,胃中冷逆,胸中呕逆不止,泄痢,淋露,除惊,去留热,止烦满,厚肠胃。"

《本草纲目》引王好古语:"主肺气胀满,膨而喘咳。"

2. 现代研究

(1) **化学成分**:含挥发油约 1%,油中主要含 β- 桉油醇和厚朴酚。此外,还含有少量的木兰箭毒碱、厚朴碱及鞣质等。

(2) **药理作用**:厚朴煎剂对肺炎球菌、白喉棒状杆菌、溶血性链球菌、枯草芽孢杆菌、志贺菌属、金黄色葡萄球菌、炭疽芽孢杆菌及若干皮肤真菌均有抑制作用。厚朴碱、异厚朴酚有明显的中枢性肌肉松弛作用。厚朴碱、木兰箭毒碱能松弛横纹肌;对肠道,小剂量出现兴奋,大剂量则为抑制。厚朴酚对实验性胃溃疡有防治作用。厚朴有降血压作用,降血压时反射性地引起呼吸兴奋、心率增加。

(3) 现代临床应用

1) 治疗肠梗阻:厚朴 5g、枳实 30g、大黄 20g,治疗肠梗阻 130 例,有效率 85.3%。

2) 治疗肌强直:厚朴 9~15g,加水分煎 2 次,顿服,治疗肌强直,疗效较好。

3) 诊断右侧结肠癌:厚朴、枳实、大黄、芒硝(冲)各 9g,行 X 线快速肠道造影,诊断右侧结肠癌 10 例,效果显著。

第五节　利水渗湿药

茯　苓

为多孔菌科真菌茯苓 *Poria cocos*(Schw.)Wolf 的干燥菌核。多于 7—9 月采挖,挖出后除去泥沙,堆置"发汗"后,摊开晾至表面干燥,再"发汗",反复数次至现皱纹、内部水分大部散失后,阴干,称为"茯苓个";或将鲜茯苓按不同部位切制,阴干,分别称为"茯苓皮"及"茯苓块"。

【别名】 白茯苓、云苓。

【处方用名】 茯苓、朱茯苓。

【药性】 甘、淡,平。归心、脾、肾经。

【功效】 利水消肿,渗湿,健脾,宁心。

【临床应用】

1. 健脾利水为主　茯苓配白术:健脾利水。脾虚不运或困阻脾阳,水湿内停,皆可致水肿,小便不利,痰饮诸证。白术甘温能健脾,苦温能燥湿,功偏健脾益气,燥湿利水;茯苓甘以扶脾,淡以利湿,功擅渗湿而益脾。二药合用,补泻并行,健脾利水,使水湿除而脾气健,共为平补平利之剂。代表方:五苓散。

五　苓　散

猪苓十八铢(去皮)　泽泻一两六钱　白术十八铢　茯苓十八铢　桂枝半两(去皮)

(1) 本方原治伤寒太阳病之"蓄水证",后世用于多种水湿内停证候。 所谓"蓄水证",即太阳表邪未解,循经传腑,以致膀胱气化不利,而成太阳经腑同病之证。表邪未解,故头痛微热,脉浮;膀胱气化失司,故小便不利;

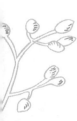

水蓄下焦,津液不得上承于口,故渴欲饮水;饮入之水不得输布而上逆,故水入即吐,又称"水逆证"。若因脏腑功能失调,水湿内盛,泛溢肌肤,则为水肿;下注大肠,则为泄泻;水湿稽留,升降失常,清浊相干,则霍乱吐泻;水停下焦,水气内动,则脐下动悸;水饮上犯,阻遏清阳,则吐涎沫而头眩;水饮凌肺,肺气不利,则短气而咳。诸症皆由表邪未解,传里入腑,水蓄膀胱,气化不利,水湿内停而致,以湿盛为主。治宜利水渗湿,兼以温阳化气解表。

方中重用泽泻为君,用生品,以利水渗湿为主。臣以茯苓、猪苓助君药利水渗湿。佐以白术,生用为宜,既可补气健脾,又可燥湿利水,以运化水湿,合茯苓既可彰健脾制水之效,又可奏输津四布之功。膀胱之气化有赖于阳气之蒸腾,故又佐以桂枝温阳化气以助利水,并可辛温发散以祛表邪,一药而表里兼治。诸药相伍,共奏淡渗利湿,温阳化气之效。

(2) 临证加减:兼腹胀者,加陈皮、麸炒枳实以理气消胀;兼热者,去桂枝,加黄芩以清热;脾失健运,湿盛泄泻者,去桂枝,以重在健脾利水渗湿;湿重热轻黄疸者,加倍量茵陈以利湿清热退黄;中暑霍乱泄泻者,加滑石以利湿清热;伏暑身热而大渴者,合人参白虎汤以益气生津;水肿较甚者加桑白皮、陈皮、大腹皮、车前子以增强行水消肿作用;若水气壅盛者,可与五皮散合用,则利水消肿之力更大。

2. 渗湿利水为主 茯苓配猪苓、泽泻:渗湿利水。代表方:猪苓汤。

猪苓甘、淡、平,归肾、膀胱经,功专利水渗湿;泽泻甘、寒,入肾、膀胱经,功专利水、渗湿、泄热;茯苓甘淡,补脾渗湿。三药相须使用,可使中焦得运,水道通畅,水湿之气从上而下,出于膀胱之府,水湿尽出。茯苓得猪苓、泽泻,利水除湿之力倍增,猪苓、泽泻得茯苓,利水而不伤脾气。

猪 苓 汤

猪苓(去皮) 茯苓、泽泻、阿胶、滑石(碎)各一两

(1) 本证由伤寒之邪传里化热,与水相搏所致。水热互结,气化不利,热灼阴津,津不上承,则小便不利,发热,口渴欲饮;阴虚生热,上扰心神,则心烦不寐;水气上逆犯肺则为咳嗽,流于胃脘则为呕恶,注于大肠则为下利;舌红苔白或微黄,脉细数为里热阴虚之征。总括病机,乃为水热互结,热伤阴津之象。治宜利水清热为主,兼以养阴。

方中猪苓归肾与膀胱经,专以淡渗利水,为君药。泽泻、茯苓助君药利水渗湿,且泽泻兼可泄热,茯苓兼可健脾,同为臣药,其中泽泻用生品,性寒,

取其利水渗湿,兼可泄热之效。滑石粉清热利水;阿胶生用滋阴润燥止血,既益已伤之阴,又防诸药渗利伤阴耗津,俱为佐药。诸药配伍,共奏利水清热养阴之效。

(2) **临证加减:**本方亦可用于热淋、血淋证属湿重热轻而兼阴虚者。若治热淋,加栀子、盐车前子以清热利水通淋;血淋者,加白茅根、大蓟、小蓟以凉血止血。

3. 通阳化气,平冲利水为主 茯苓配伍桂枝:通阳化气,平冲利水。代表方:茯苓桂枝白术甘草汤。

桂枝辛、甘、温,发汗解肌,助阳化气,平冲降逆;茯苓甘淡,健脾宁心,伐肾邪,利小便。二药相伍,辛温与淡渗相协,故能通阳化气,平冲利水。茯苓桂枝白术甘草汤,苓、桂相伍,茯苓淡渗利水,桂枝温阳降冲,一利一温,通阳化饮,助气化以行水,加白术、炙甘草补脾和中以制水,治疗"心下逆满,气上冲胸"之痰饮病,此正合张仲景"病痰饮者,当以温药和之"之意。

4. 温阳利水为主 茯苓配附子:温阳利水。代表方:真武汤。

附子辛、甘、大热,能上助心阳以通脉,中温脾阳以散寒,下补肾阳以益火;茯苓甘淡而平,健脾利水。苓、附相使配对,茯苓得附子则补火生土,使水有所归,心有所宁;附子得茯苓则肾阳鼓动而水有所摄,以达到温阳利水宁心的作用。真武汤,附子温肾补火,茯苓利水宁心,加白术燥湿实脾,芍药益阴,生姜散水,治疗脾肾阳虚水泛之证。

真 武 汤

茯苓三两 芍药三两 白术二两 生姜三两(切) 附子一枚(炮,去皮,破八片)

(1) **本方治疗脾肾阳虚,水湿泛溢证**;亦可治疗太阳病发汗太过,阳虚水泛证。脾阳虚则水湿难运,肾阳虚则气化不行,脾肾阳虚则水湿泛溢。肾阳虚衰,气化失常,水气内停,则小便不利;脾肾阳虚失于运化,水湿内停,溢于肌肤,则四肢沉重疼痛,甚则浮肿;湿浊内生,流走肠间,则腹痛下利;上逆肺胃,则或咳或呕。若太阳病发汗太过,则过伤其阳,阴不敛阳而浮越,则见仍发热;又伤津耗液,津枯液少,阳气大虚,筋脉失养,则身体筋肉瞤动,振振欲擗地;阳虚水泛,上凌于心,则心悸不宁;阻遏清阳,清阳不升,则头目眩晕;舌淡胖,苔白滑不渴,脉沉细为阳虚水泛之象。治当温肾助阳,健脾利水。

方中以大辛大热之附子为君,宜用炮附片,取其温补肾阳、暖脾,长于补命门火之效,以温肾助阳,化气行水,且可降低毒性。白术生用为宜,甘苦而温,健脾益气兼燥湿利水;茯苓甘淡而平,利水渗湿。两者合用,以益气健脾祛湿,使脾气得复,湿从小便而去,共为臣药。佐以辛温之生姜,既助附子温阳散寒,又合茯苓、白术宣散水湿,兼能和胃降逆止呕。配伍酸收之白芍,用炒白芍为宜,其意有四:一者利小便以行水气;二者柔肝缓急以止腹痛;三者敛阴舒筋以解筋肉瞤动;四者防止附子燥热伤阴,亦为佐药。诸药配伍,温脾肾以助阳气,利小便以祛水邪,共奏温阳利水之效。

(2) 临证加减:若咳甚者,加细辛、干姜、醋五味子,以温肺化饮,敛肺止咳;小便利者,去茯苓,恐过利伤肾;脾阳虚甚而下利者,去炒白芍,加干姜、益智,以温中止泻;水停于胃而呕者,去炮附片加重生姜,以温胃散水止呕;顽固性湿疹及皮肤溃烂、流水久不愈者,合麻黄连翘赤小豆汤,以增强其宣肺发表利水之功。

5. 补气健脾,安神利水为主 茯苓配人参:补气健脾,安神利水。茯苓甘淡,利水宁心,虽健脾但力薄;人参甘温气厚,大补元气,生津养血,安神益智,功偏于补。二药合用,有补气健脾,安神利水之功。茯苓四逆汤证,以姜、附回阳救逆,用参、苓补气健脾,宁心安神,治疗汗下后阴阳俱虚之烦躁。代表方:茯苓四逆汤。

6. 益阴利水为主 茯苓配芍药:益阴利水。芍药酸、苦,微寒,具有养血柔肝、调中止痛、敛阴止汗等功效。《神农本草经》谓其能"利小便"。苓、芍相伍,芍药协助茯苓利小便而行水气,又能与茯苓防辛热之品伤阴,能养阴和营,和血通脉以缓急止痛,使利水而无伤阴之弊。附子汤治疗"身体痛,手足寒,骨节痛",均取二药配伍之益阴、柔肝、利水的功效。代表方:附子汤。

附 子 汤

附子二枚(炮,去皮,破八片) 茯苓三两 人参二两 白术四两 芍药三两

方中炮附子重用为君药,温经回阳,祛湿止痛;与人参相伍,温补元阳以扶正祛邪;配白术、茯苓健脾利湿,加芍药通络止痛,共起补阳化湿、温经止痛之功。

附子汤与真武汤药味大部分相同,但附子汤为附子、白术加倍,并配人参,重在温补元阳;真武汤附子白术减半,佐以生姜重在温散水气。

【用法用量】 内服:煎汤,10~15g。

【炮制品】 茯苓,健脾多于祛湿;赤茯苓,为削去外皮后的淡红色部分,功能渗利湿热;白茯苓,为去赤茯苓后的白色部分,亦称茯苓,切成小方块,

功能渗湿健脾。

【使用注意】 虚寒精滑者忌服。

【参考资料】

1.古籍摘要 《神农本草经》:"主胸胁逆气,忧恚惊邪恐悸,心下结痛,寒热,烦满,咳逆,口焦舌干,利小便。久服安魂、养神、不饥、延年。"

《世补斋医书》:"茯苓一味,为治痰主药,痰之本,水也,茯苓可以行水。痰之动,湿也,茯苓又可行湿。"

2.现代研究

(1) 化学成分:本品含 β- 茯苓聚糖,占干重约 93%,另含茯苓酸、蛋白质、脂肪、卵磷脂、胆碱、组氨酸、麦角固醇等。

(2) 药理作用:茯苓煎剂、糖浆剂、醇提取物、乙醚提取物,分别具有利尿、镇静、抗肿瘤、降血糖、增加心肌收缩力的作用。茯苓多糖有增强免疫功能的作用。茯苓有护肝作用,能降低胃液分泌,对胃溃疡有抑制作用。

(3) 现代临床应用

1) 治疗产后尿潴留:将茯苓和葱白捣碎敷于气海和关元穴上,上盖热水袋。治疗产后尿潴留,疗效显著。

2) 治疗腹泻型肠易激综合征:采用附子理中汤加茯苓治疗腹泻型肠易激综合征,将 200 例腹泻型肠易激综合征患者,随机分为治疗组 100 例,对照组 100 例。治疗组服用中药附子理中汤加茯苓,对照组服用马来酸曲美布汀胶囊,两组均以 1 周为一疗程,共 2 个疗程,结果:治疗组痊愈 29 例,显效 45 例,有效 16 例,无效 10 例,总有效率 90.0%;对照组痊愈 17 例,显效 30 例,有效 29 例,无效 24 例,总有效率 76.0%。治疗组总有效率优于对照组($P<0.01$)。

猪 苓

本品为多孔菌科真菌猪苓 *Polyporus umbellatus* (Pers.) Fries 的干燥菌核。春、秋二季采挖,除去泥沙,干燥。

【别名】 粉猪苓。

【处方用名】 猪苓。

【药性】 甘、淡,平。归肾、膀胱经。

【功效】 利水渗湿。

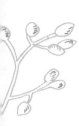

【临床应用】 利水渗湿为主。猪苓、茯苓、泽泻三药配伍,淡渗利水,通利小便,导水下行。代表方:五苓散和猪苓汤。

五 苓 散

猪苓十八铢(去皮) 泽泻一两六铢 白术十八铢 茯苓十八铢 桂枝半两(去皮)

上五味,捣为散,以白饮和服方寸匕,日三服。多饮暖水,汗出愈。如法将息。发汗已,脉浮数,烦渴者,五苓散主之。

太阳病,发汗后,大汗出,胃中干,烦躁不得眠,欲得饮水者,少少与饮之,令胃气和则愈。若脉浮,小便不利,微热,消渴者,五苓散主之。

此方用于膀胱气化不利之蓄水证。症见小便不利,头痛微热,烦渴欲饮,甚则水入即吐;或脐下动悸,吐涎沫而头目眩晕;或短气而咳;或水肿,泄泻。舌苔白,脉浮或浮数。在此方中泽泻为君药,药量最大,其药性甘淡可直达肾与膀胱,利水渗湿。用猪苓与茯苓相配伍可以增强其利水渗湿的功能,再佐以白术健脾以运化水湿。

猪 苓 汤

猪苓(去皮) 茯苓 泽泻 阿胶 滑石(碎)各一两

上五味,以水四升,先煮四味,取二升,去滓,内阿胶烊消。温服七合,日三服。若脉浮发热,渴欲饮水,小便不利者,猪苓汤主之。

此方主治水热互结证。小便不利,发热,口渴欲饮,或心烦不寐,或兼有咳嗽,呕恶,下利,舌红苔白或微黄,脉细数。又治血淋,小便涩痛,点滴难出,小便满痛者。

在此方中猪苓淡渗利水,与泽泻、茯苓相配伍增强淡渗利水之功。

【用法用量】 内服:6~12g,水煎服。

【参考资料】

1.古籍摘要 《神农本草经》:"主痎疟、解毒……利水道。"

《本草纲目》:"开腠理,治淋肿脚气,白浊,带下,妊娠子淋,胎肿,小便不利。"

2.现代研究

(1) 化学成分:本品含猪苓葡萄糖、甾类化合物、游离及结合型生物素、粗蛋白。

(2) 药理作用:利尿机制是抑制肾小管对水及电解质的重吸收所致。猪苓多糖有抗肿瘤、防治肝炎的作用。猪苓水及醇提取物分别有促进免疫及抗菌作用。

(3) 现代临床应用

1) 治疗病毒性肝炎:用猪苓多糖注射液 40mg 肌内注射,每天 1 次,连用 20 天停 10 天,3 个月为一疗程,治疗后观察其肝功能、乙肝病毒复制标志物阴转情况及主要症状改善情况。治疗慢性乙型肝炎 40 例,结果症状消失率 67.5%,降酶率 85.0%。

2) 治疗免疫功能低下的体弱儿童:猪苓多糖注射液,肌内注射,治疗免疫功能低下的体弱儿童,取得良效。

泽　泻

为泽泻科植物东方泽泻 *Alisma orientale*（Sam.）Juzep. 或泽泻 *Alisma plantago-aquatica* Linn. 的干燥块茎。主产于福建、四川、江西等地,生于浅沼泽地或水稻田中,喜温暖气候,多栽培于潮湿且富含腐殖质的黏质土壤中。

【别名】　水泽、如意菜、水白菜、水泻、芒芋、泽芝、天鹅蛋。

【处方用名】　生泽泻、盐泽泻、麸炒泽泻。

【药性】　甘、淡,寒。归肾、膀胱经。

【功效】　利水渗湿,泄热,化浊降脂。

【临床应用】

1. 利水逐饮,健脾制水　泽泻配白术:重在利水,兼健脾以制水,为治脾虚水饮内停之良方。代表方:泽泻汤。

泽 泻 汤

泽泻五两　白术二两

上二味,以水二升,煮取一升,分温再服。

2. 健脾利水,化气散饮　茯苓配泽泻:泻重于补,共收利水消肿止泻之功。代表方:茯苓泽泻汤。

茯苓泽泻汤

茯苓半斤　泽泻四两　甘草二两　桂枝二两　白术二两　生姜四两

以水一斗,煮取三升,纳泽泻,再煮取二升半,温服八合,一日 3 次。服法,后煮泽泻,取其阴性以利其水,不宜煮之太过也。

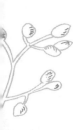

3. **利水渗湿,养阴清热** 猪苓配泽泻、茯苓:以二苓、泽泻分消膀胱之水,使热势下趋。代表方:猪苓汤

猪 苓 汤

猪苓(去皮) 茯苓 泽泻 阿胶 滑石(碎)各一两

以水四升,先煮四味,取两升,去滓,内阿胶烊消,温服七合,日三服。

4. **利水渗湿,温阳化气** 泽泻之咸寒,咸走水腑,寒胜热邪;佐二苓之淡渗,通调水道,下输膀胱,并能泻水热也。代表方:五苓散。

五 苓 散

猪苓十八铢(去皮) 泽泻一两六铢 白术十八铢 茯苓十八铢 桂枝半两(去皮)

捣为散,以白饮和服方寸匕,日三服,多饮暖水,汗出愈,如法将息。现代用法:共为细末,每次 6g,每日 3 次,服后多饮开水,汗出愈。或作汤剂,水煎服。

5. **调和肝脾,活血利水** 泽泻配当归、芍药:芍药重用养血调肝,配以泽泻可渗利活血。代表方:当归芍药散。

当归芍药散

当归四两 芍药一斤 泽泻、川芎半斤 茯苓、白术四两

上为散。每服方寸匕,酒和服,一日三次。

6. **逐水清热,软坚散结** 牡蛎软坚行水;泽泻渗湿利水。代表方:牡蛎泽泻散。

牡蛎泽泻散

牡蛎(熬) 泽泻 蜀漆(暖水洗去腥) 葶苈子(熬) 商陆根(熬) 海藻(洗去咸) 天花粉各等分

上七味,分别捣碎,下筛为散,更于臼中研之。白饮和服 1g,日 3 次。小便利,止后服。

7. **利水清热,去湿退黄** 泽泻配茵陈:可增强利湿退黄之功。代表方:茵陈五苓散。

茵陈五苓散

茵陈五两三钱 泽泻一两 猪苓三钱 茯苓三钱 白术三钱 桂心二钱

上药共研细末。每服 9g,每日 2~3 次。水调服。也可改用饮片作汤剂,

水煎服,各药用量须酌减至汤剂常规剂量。

8. 温肾蠲饮,化气利水 泽泻直入下焦,辅助气化,并引水上行,生津止渴。代表方:肾气丸。

肾 气 丸

干地黄八两 山药、山茱萸各四两 泽泻、茯苓、牡丹皮各三两 桂枝、炮附子各一两

上为细末,炼蜜和丸,如梧桐子大,每服 15 丸(6g),可加至 25 丸(10g),酒送下,每日 2 次。

【用法用量】 内服:煎汤,5~15g。

【炮制品】 生泽泻长于利水泄热;盐制后可引药入肾,并能增强泄热作用,利尿而不伤阴;麸炒后寒性缓和,长于渗湿和脾,以升清降浊。

1. 生泽泻 利水渗湿。

(1) 小便不利

1) 五苓散:配猪苓、茯苓、白术(炒)、肉桂。利湿行水,温阳化气。

2) 猪苓汤:配茯苓、猪苓、阿胶等。利水,清热,养阴。

(2) 湿热黄疸:茵陈五苓丸,配茵陈、茯苓、猪苓、黄芩、白术(麸炒)、甘草等。

(3) 清热祛湿,利水除饮:泽泻汤,配白术健脾益气,利水除湿。

2. 麸炒泽泻 缓和寒性,渗湿和脾。

(1) 胎气不固,脾胃虚弱:资生丸,配人参、茯苓、薏苡仁(炒)、白扁豆(炒)、莲肉(炒)、白蔻仁、甘草(蜜制)等。益气健脾,和胃渗湿,消食理气。

(2) 积滞下痢:枳实导滞丸,配枳实(炒)、大黄(煨)、黄芩(酒制)、黄连(姜汁制)、白术(麸炒)、六神曲(焦)等。祛湿清热,消积导滞。

3. 盐泽泻 引药下行,增滋阴功效,泄热利尿。

(1) 视物模糊:明目地黄丸,配熟地黄、山药、茯苓、白菊花、白蒺藜等。滋阴明目。

(2) 小便淋涩:四苓散,配茯苓、猪苓、白术。利水通淋。

【使用注意】 肾虚精滑无湿热者禁服。

【参考资料】

1. 古籍摘要 《药性论》:"主肾虚精自出,治五淋,利膀胱热,宣通水。"

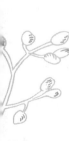

《本草要略》:"除湿通淋,止渴,治水肿,止泻痢,以猪苓佐之。"

《本草纲目》:"渗湿热,行痰饮,止呕吐、泻痢、疝痛、脚气。"

2.现代研究

(1)化学成分:本品主要含泽泻萜醇A、泽泻萜醇B、泽泻萜醇C,挥发油,生物碱,天门冬素,树脂等。

(2)药理作用:有利尿作用,能增加尿量,增加尿素与氯化物的排泄,对肾炎患者利尿作用更为明显。有降血压、降血糖作用,还有抗脂肪肝作用。对金黄色葡萄球菌、肺炎球菌、结核分枝杆菌有抑制作用。

(3)现代临床应用

1)治疗复发性丹毒:泽泻、苍术水煎,加蜂蜜调制成膏,口服,治疗复发性丹毒,有效。

2)治疗内耳眩晕病:用泽泻汤重剂治疗内耳眩晕病。处方:泽泻、白术各60g,加水500ml煎至100ml,每日1剂,12日为一疗程。共治92例,收到较为满意的疗效。

赤 小 豆

为豆科植物赤小豆 *Vigna umbellata* Ohwi et Ohashi 或赤豆 *Vigna angularis* Ohwi et Ohashi 的干燥成熟种子。秋季果实成熟而未开裂时拔取全株,晒干,打下种子,除去杂质。主产于广东、广西等地,我国南部各地区普遍栽种。

【别名】 赤豆、红小豆、朱小豆。

【处方用名】 赤小豆。

【药性】 甘、酸,平。归心、小肠经。

【功效】 利水消肿,解毒排脓。

【临床应用】

1.去湿清热,解毒排脓 代表方:赤小豆当归散。

赤小豆当归散

赤小豆三升 当归三两

上二味,杵为散。浆水调服2g,每日三服。

2.健脾和中,祛湿除烦满 代表方:瓜蒂散。

瓜蒂散

瓜蒂（熬黄）一分　赤小豆一分

将上药研细末和匀，每服 1~3g，用香豉 9g 煎汤送服。不吐者，用洁净翎毛探喉取吐。

3. 清热解毒　代表方：麻黄连翘赤小豆汤。

麻黄连翘赤小豆汤

麻黄二两（去节）　连轺二两（连翘根是也）　杏仁四十个（去皮尖）　赤小豆一升　大枣十二枚（擘）　生梓白皮一升（切）　生姜二两　甘草二两（炙）

上八味，以潦水一斗，先煮麻黄再沸，去上沫，纳诸药，煮取三升，去滓，分温三服，半日服尽。

【用法用量】　内服：用量 9~30g，煎服。外用：适量，研末调敷。

【使用注意】　阴虚津伤者慎服，过剂可渗利伤津。

【参考资料】

1. 古籍摘要　《名医别录》："疗寒热热中消渴，止泄痢，利小便，下腹胀满，吐逆卒。"

《本草纲目》："消热毒，散恶血，除烦满，通气，健脾胃，令人美食。捣末同鸡子白，涂一切热毒痈肿。煮汁，洗小儿黄烂疮，不过三度（权）。缩气行风，坚筋骨，抽肌肉。久食瘦人（士良）。散气，去关节烦热，令人心孔开。暴痢后，气满不能食者，煮食一顿即辟瘟疫，治产难，下胞衣，通乳汁。和鲤鱼、蠡鱼、鲫鱼、黄雌鸡煮食，并能利水消肿。"

《神农本草经》："下水肿，排痈肿脓血。"

2. 现代研究

(1) 化学成分：赤小豆含有糖类、三萜皂苷。还含 3- 呋喃甲醇 -p-D- 吡喃葡萄糖苷、赤豆皂苷 I - Ⅵ、原矢车菊素 B$_1$、原矢车菊素 B$_3$、D- 儿茶精、D- 表儿茶精、烟酸、核黄素等成分。

(2) 药理作用：抑制胰蛋白酶。20% 赤小豆煎剂对金黄色葡萄球菌、福氏痢疾杆菌等有抑制的功效与作用，还具有增强细胞免疫、避孕等作用。

(3) 现代临床应用

1）治疗流行性腮腺炎：取赤小豆 50~70 粒研成细粉，和入温水、鸡蛋清或蜜调成稀糊状，摊在布上，敷于患处。一般 1 次即能消肿。治疗 7 例，均

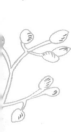

获效果。

2) 治疗肝硬化腹水:取赤小豆 1 斤、活鲤鱼 1 条(重 1 斤以上),同放锅内,加水 2 000~3 000ml 清炖,至赤小豆烂透为止。将赤小豆、鱼和汤分数次服下。每日或隔日 1 剂。连续服用,以愈为止。治疗 2 例,服后尿量增加,腹围减小,精神良好,无不良反应。

滑　石

本品为硅酸盐类矿物滑石族滑石,主含含水硅酸镁[$Mg_3(Si_4O_{10})(OH)_2$]。采挖后,除去泥沙及杂石。

【别名】　滑石粉、飞滑石。

【处方用名】　滑石粉。

【药性】　甘、淡,寒。归膀胱、肺、胃经。

【功效】　利尿通淋,清热解暑,收湿敛疮。

【临床应用】

1. 清热利湿为主　滑石配车前子、瞿麦、萹蓄等:滑石清热渗湿,利水通淋;萹蓄、瞿麦、车前子均为清热利水通淋要药,合滑石则清热利湿、利尿通淋功效更强。代表方:八正散。

八 正 散

车前子　瞿麦　萹蓄　滑石　山栀子仁　甘草(炙)　木通　大黄(面裹煨,去面,切,焙)各一斤

上为散,每服二钱,水一盏。入灯心。煎至七分,去滓,温服,食后临卧。小儿量力少少与之。

(1) 本方为治疗热淋的常用方,其证因湿热下注,蕴于膀胱所致。膀胱湿热,气化不利,故尿频尿急,排尿涩痛,淋沥不畅,甚则癃闭不通,少腹急满;湿热蕴蒸,故尿色浑赤;津液不布,则口燥咽干;湿热内蕴,则舌苔黄腻,脉滑数。治宜清热利水通淋。

方中滑石清热渗湿,利水通淋;木通上清心火,下利湿热,使湿热之邪从小便而去,共为君药。萹蓄、瞿麦、车前子均为清热利水通淋要药,合滑石、木通则利尿通淋之效尤彰,同为臣药。其中车前子选用盐车前子,泄热利尿而不伤阴,并引药下行,增强在肾经的作用。栀子清热泻火,清利三焦湿热;大黄荡涤邪热,通利肠腑,合诸药可令湿热由二便分消,俱为佐药。蜜甘草

调和诸药,兼能清热缓急,故有佐使之功。加灯心草则更增利水通淋之力。诸药合用,既可直入膀胱清利而除邪,又兼通利大肠导浊以分消,务使湿热之邪尽从二便而去,共成清热泻火、利水通淋之剂。

(2) 临证加减:本方苦寒清利,凡淋证属湿热下注者均可用之。若属血淋者,宜加地黄、小蓟、白茅根以凉血止血;石淋,可加金钱草、海金沙、石韦等以化石通淋;膏淋,宜加萆薢、石菖蒲以分清化浊。

2. 利尿通淋为主 滑石配猪苓、茯苓、泽泻等:滑石清热利水,猪苓淡渗利水,泽泻、茯苓利水渗湿,共奏清热利水之效。代表方:猪苓汤(详见茯苓项下)。

【用法用量】 内服:煎汤,10~20g,宜包煎。外用:适量。

【炮制品】 除去杂质,洗净,砸成碎块,粉碎成细粉,或照水飞法水飞,晾干。滑石味甘、淡,性寒,能利尿通淋,清热解暑,外用收湿敛疮。多水飞后入药,能使药物极细、纯净,便于内服和外用,增强疗效。

【使用注意】 脾虚、热病伤津者及孕妇忌用。

【参考资料】

1. 古籍摘要 《神农本草经》:"主身热泄澼,女子乳难,癃闭,利小便,荡胃中积聚寒热。"

《本草纲目》:"滑石利窍,不独小便也。上能利毛腠之窍,下能利精溺之窍。盖甘淡之味,先入于胃,渗走经络,游溢津气,上输于肺,下通膀胱。肺主皮毛,为水之上源。膀胱司津液,气化则出矣。故滑石上能发表,下利水道,为荡热燥湿之剂。"

2. 现代研究

(1) 化学成分:本品含硅酸镁、氧化铝、氧化镍等。

(2) 药理作用:本品有吸附和收敛作用,内服能保护肠壁。滑石粉撒布创面形成被膜,有保护创面、吸收分泌物、促进结痂的作用。在体外,10%滑石粉对伤寒沙门菌、甲型副伤寒沙门菌有抑制作用。

(3) 现代临床应用

1) 治疗泌尿系出血:用蒲黄、滑石粉,口服,治急性肾小球肾炎,急、慢性肾盂肾炎,急性膀胱炎,尿道炎,泌尿系结石及其他继发性泌尿系出血症,取得了较好的疗效。

2) 治疗肺大疱所致气胸:采用胸腔镜及胸腔闭式引流管直接注入滑石粉的治疗方法,治疗肺大疱所致气胸,成功率高,并发症少。

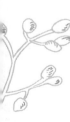

3. 不良反应 滑石在直肠阴道或创面等处可引起肉芽肿,滑石粉又常用作避孕器具及会阴的撒布剂,常如此应用,其卵巢癌发生率比不用者高约3倍。故滑石不宜久服与久用。

通 草

本品为五加科植物通脱木 *Tetrapanax papyrifer*(Hook.)K.Koch 的干燥茎髓。秋季割取茎,截成段,趁鲜取出髓部,理直,晒干。

【别名】 通花根、大通草、白通草、方通、泡通。

【处方用名】 通草、方通草、川通草、丝通草。

【药性】 甘、淡,微寒。归肺、胃经。

【功效】 清热利尿,通气下乳。

【临床应用】 通经脉,畅血行为主。

1. 通草配当归 养血散寒,温经通络。通草通经脉,以畅血行;当归养血通经。两药合用共奏温经散寒,养血通脉之功。代表方:当归四逆汤。

当归四逆汤

当归三两 桂枝三两(去皮) 芍药三两 细辛三两 甘草二两(炙) 通草二两 大枣二十五枚(擘)

上作一服,水二盅,红枣一枚,煎至一盅,不拘时服。

当归四逆汤治手足厥寒,脉细欲绝。素体血虚,复感寒邪,收引凝滞阳气阻遏,使气血运行不畅,四肢失于温养。治当养血散寒,温经通络。当归四逆汤即桂枝汤去生姜,倍大枣,加当归、细辛、通草而成,通草行通行血脉之功。

(1) 本方多由营血虚弱,寒凝经脉,血行不利所致,治疗以温经散寒,养血通脉为主。 素体血虚而又经脉受寒,寒邪凝滞,血行不利,阳气不能达于四肢末端,营血不能充盈血脉,遂呈手足厥寒,脉细欲绝。此手足厥寒只是指掌至腕、踝不温,与四肢厥逆有别。

(2) 本方以桂枝汤去生姜,倍大枣,加当归、通草、细辛组成。 方中当归甘温,养血和血;桂枝辛温,温经散寒,温通血脉,为君药。细辛温经散寒,助桂枝温通血脉;白芍养血和营,助当归补益营血,共为臣药。通草通经脉,以畅血行;大枣、甘草,益气健脾养血,共为佐药。重用大枣,既合当归、芍药以补营血,又防桂枝、细辛燥烈太过,伤及阴血。甘草兼调药性而为使药。

胃寒宿饮而兼腹痛、呕吐等证,加吴茱萸、生姜之辛温以温中祛寒,降逆和胃。

2. 通草通行血脉 起引药作用,如当归四逆加吴茱萸生姜汤。

当归四逆加吴茱萸生姜汤

当归三两　芍药三两　甘草二两(炙)　通草二两　桂枝三两(去皮)　细辛三两
生姜半斤(切)　吴茱萸二升　大枣二十五枚(擘)

上九味,以水 1 200ml、清酒 1 200ml,煮取 1 000ml,去滓,分五次温服。

手足厥寒,脉细欲绝,经络无所不寒,气血俱虚之至,故当归四逆也,而经络之虚,乃相因以至,故以吴茱萸、细辛通逆而润燥,通草为引,复以桂枝全汤而君以当归,血由气生,寒从阳化也;并可通于杂证之血虚极寒者矣。

【用法用量】 内服:煎服,35g。

【炮制品】 除去杂质,切厚片。一般生用。

【使用注意】 取下乳之功不宜与麦芽同用。孕妇慎用。

【参考资料】

1. 古籍摘要 《日华子本草》:"明目,退热,催生,下胞,下乳。"

《医学启源》:"通阴窍涩不利,利小便,除水肿,癃闭,五淋。"

2. 现代研究

(1) 化学成分:含肌醇、多聚戊糖、葡萄糖、半乳糖醛酸及谷氨酸等 15 种氨基酸,尚含钙、镁、铁等 21 种元素。

(2) 药理作用:通草有利尿作用,并能明显增加尿钾排出量,有促进乳汁分泌等作用。通草多糖具有抗氧化和免疫调节的作用,能促进脂肪在肝脏中的代谢,从而起到降血脂的作用。此外,有文献认为通草有抗炎、解热作用。

(3) 现代临床应用

1) 通乳作用:通草可以增加乳腺细胞泌乳量和乳汁中蛋白质含量,有效治疗产后缺乳。

2) 清热利湿:配伍苦杏仁 15g、白豆蔻 12g(后下)、生薏苡仁 45g、滑石 15g、淡竹叶 12g、厚朴 9g、半夏 9g、郁金 12g、青皮 12g、栀子 12g,治疗湿温

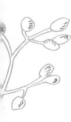

初起,邪在气分,湿重于热的常用方剂。所治之证的病机关键在于湿热内停、阻碍气机、气机不畅。

茵　陈

茵陈为菊科植物滨蒿 *Artemisia scoparia* Waldst. et Kit. 或茵陈蒿 *Artemisia capillaries* Thumb. 的干燥地上部分。我国大部分地区均产,主产于陕西、安徽、河北等省。春季幼苗高 6~10cm 时采收或秋季花蕾长成至花初开时采收。春季采收的习称"绵茵陈",秋季采收的称"茵陈蒿""花茵陈"。生用。以质嫩、绵软、灰绿色、毛如绒、香气浓者为佳。

【别名】 茵陈蒿。

【处方用名】 茵陈、绵茵陈。

【药性】 苦、辛,微寒。归脾、胃、肝经。

【功效】 利湿退黄,解毒疗疮。

【临床应用】

1.**清热利湿退黄为主** 茵陈配栀子:清利湿热,通腑退黄。代表方:茵陈蒿汤。

茵陈蒿汤

茵陈蒿六两　栀子十四枚(擘)　大黄二两(去皮)

上三味,以水一斗二升,先煮茵陈减六升,内二味,煮取三升,去滓,分三服。小便当利,尿如皂荚汁状,色正赤,一宿腹减,黄从小便去也。

(1) **三药合用使二便通利、湿热尽去。**茵陈苦寒清热利湿为主药,并有疏利肝胆,退黄的作用;栀子苦寒,清泄三焦而利小便;再以少量大黄来泄热行瘀,通腑利胆退黄。

(2) **茵陈五苓散方:**茵陈蒿末十分,五苓散五分,二物和,先食饮方寸匕,日三服。如黄疸湿重于热者,可茵陈配茯苓、猪苓等,为茵陈五苓散(《金匮要略》)。

(3) **后世类方:**茵陈术附汤(《医学心悟》)。茵陈配附子:茵陈利湿退黄,附子温阳散寒。用于寒湿瘀滞,阳气不运之阴黄。

2. **后世发展,解毒疗疮为主** 茵陈配苦参:茵陈解毒疗疮,利湿;苦参清热燥湿,杀虫止痒。用于湿热蕴结之疮疹瘙痒。

【用法用量】 内服:煎汤,6~15g。外用:适量,煎汤熏洗。

【炮制品】 除去残根和杂质,搓碎或切碎。绵茵陈筛去灰屑。生用。

【使用注意】 蓄血发黄者及血虚萎黄者慎用。

【参考资料】

1.古籍摘要 《神农本草经》:"主风湿寒热邪气,热结黄疸。"

《名医别录》:"通身发黄,小便不利,除头痛,去伏瘕。"

《医学入门》:"消遍身疮疥。"

2.现代研究

(1)化学成分:茵陈含挥发油,油中有β-蒎烯、茵陈二炔烃、茵陈炔酮等成分。全草还含有香豆素、黄酮、有机酸、呋喃等成分。

(2)药理作用:茵陈有显著利胆作用,并有解热、保肝、抗肿瘤和降血压作用。其煎剂对人型结核分枝杆菌有抑制作用,乙醇提取物对流感病毒有抑制作用,水煎剂对ECHD11病毒有抑制作用。

(3)现代临床应用

1)治疗口腔溃疡:茵陈煎汤内服或漱口,疗效显著。

2)治疗高脂血症:用茵陈煎汤代茶饮。

第六节 温里药

附 子

为毛茛科植物乌头 *Aconitum carmichaeli* Debx. 的子根的加工品。主产于四川、湖北、湖南等地。6月下旬至8月上旬采挖,除去母根、须根及泥沙,习称"泥附子"。多制用,习称制附片或熟附片,包括黑顺片、白附片、炮附片、淡附片等。黑顺片以片大均匀、色棕黄、坚硬、无白心者为佳。白附片无外皮,全体呈淡黄白色。淡附片为不规则薄片,全体呈灰褐色,味淡,口尝无麻舌感。炮附片色泽加深,略鼓起,气微香。

【别名】 熟白附子、黑附子、明附片、刁附、川附子。

【处方用名】 附片、炮附片、淡附片。

【药性】 辛、甘,大热;有毒。归心、肾、脾经。

【功效】 回阳救逆,补火助阳,散寒止痛。

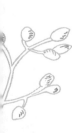

【临床应用】

1. 回阳救逆为主 附子配干姜:回阳救逆。代表方:四逆汤。

(1) 附子,大辛大热,入心、脾、肾经,温壮元阳,破散阴寒,回阳救逆;干姜温中暖脾胃力胜。两者合用能增强回阳救逆,温中止痛之功,又能降低附子的毒性,主治亡阳证和中寒腹痛冷泻。

四 逆 汤

甘草二两(炙) 干姜一两半 附子一枚(生用,去皮,破八片)

上三味,以水三升,煮取一升二合,去滓,分温再服。强人可大附子一枚,干姜三两。

(2)《伤寒论》中有 5 首四逆汤类方,其中少阴病,阴盛格阳者,干姜三两,强人可用四两,附子用大者一枚。为通脉四逆汤。

1) 茯苓四逆汤由四逆汤加人参、茯苓。用于少阴阳虚,阴液不继之证。症见烦躁,肢厥,脉细数。

2) 干姜附子汤是由四逆汤去炙甘草。用于阳气暴虚,阴寒独盛,残阳欲脱之证。方中不用甘草,取其干姜附子单刀直入,以救残阳于未亡之顷刻。

3) 参附汤亦为四逆汤衍化而来,为四逆汤去甘草、干姜加人参,用于阳气暴脱证。四肢厥逆,冷汗淋漓,呼吸微弱,脉微欲绝。

2. 补火助阳为主

(1) **附子配茯苓、白术**:温阳利水。代表方:真武汤。

真 武 汤

茯苓三两 芍药三两 生姜三两(切) 白术二两 附子一枚(炮,去皮,破八片)

上五味,以水八升,煮取三升,去渣,温服七合,日三服。

方中炮附子温振少阴阳气,肾阳复则下焦气化启动,自能蒸腾水邪,使水有所主;白术苦温燥湿,健脾制水,使水有所制;茯苓淡渗利湿,佐白术健脾,脾机运转,则水湿下渗;生姜宣散水气,助附子布阳;芍药活血脉,利小便,并兼制姜、附燥烈之性。

(2) **附子配麻黄、细辛**:附子温经扶阳,麻黄发汗解表,细辛辛温雄烈,通达内外,共达温经解表之效,治疗阳虚外感。

(3) **后世类方**:附子理中丸(《太平惠民和剂局方》),附子起到温补脾阳,祛寒止痛之效;右归丸(《景岳全书》),附子温补肾阳,温里祛寒。

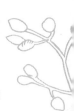

3.散寒止痛为主

(1) 附子配桂枝、白术、甘草：温经通络,逐经络中风寒湿邪。代表方:甘草附子汤。

甘草附子汤

甘草二两(炙)　附子二枚(炮,去皮)　白术二两　桂枝四两(去皮)

上四味,以水六升,煮取三升,去渣,温服一升,日三服。初服得微汗则解,能食,汗出复烦者,服五合。恐一升多者,服六七合为妙。

(2) 大黄附子汤：方中附子配细辛温阳散寒止痛,并制大黄寒凉之性;大黄泻下通便。三药相合,温通大便而泻内结寒实,为温下剂的祖方。

大黄附子汤

大黄三两　附子三枚(炮)　细辛二两

上三味,以水五升,煮取二升,分温三服;若强人,煮取二升半,分温三服。服后如人行四五里,进一服。

(3) 附子配大黄、黄连、黄芩：这是一种特殊配伍方法。代表方为附子泻心汤,是由大黄黄连泻心汤加附子而成。方中用大黄、黄连、黄芩清泻上部之邪热,附子辛热以温经复阳固表。此方寒温并用,补泻兼施,以达到泻热消痞、扶阳固表的目的。

【用法用量】 内服:煎汤,3~15g;本品有毒,宜先煎0.5~1小时,至口尝无麻辣感为度。外用:适量。

【炮制品】 淡附片,以回阳救逆、散寒止痛为主。用于亡阳虚脱,肢冷脉微,寒湿痹痛,心腹冷痛,阳虚水肿,阳虚感冒等证;炮附片,温肾暖脾,补命门之火力胜,用于心腹冷痛,虚寒吐泻。

《伤寒论》中四逆汤及通脉四逆汤、白通汤、干姜附子汤均为附子一枚,生用。附子汤、甘草附子汤均使用附子为炮制品,两枚。而大黄附子汤则重用附子,为炮附子,三枚。真武汤则使用附子炮制品,一枚。

【使用注意】 孕妇及阴虚阳亢者忌用。反半夏、瓜蒌、贝母、白蔹、白及。生品外用,内服需炮制。若内服过量,或炮制、煎煮方法不当,可引起中毒。

【参考资料】

1.古籍摘要 《神农本草经》:"主风寒咳逆邪气,温中,金疮,破癥坚积聚,血瘕,寒湿踒躄,拘挛膝痛,不能步行。"

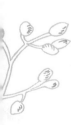

《本草汇言》:"附子,回阳气,散阴寒,逐冷痰,通关节之猛药也。诸病真阳不足,虚火上升,咽喉不利,饮食不入,服寒药愈甚者,附子乃命门主药,能入其窟穴而招之,引火归原,则浮游之火自熄矣。凡属阳虚阴极之候,肺肾无热证者,服之有起死之殊功。"

《本草正义》:"附子,本是辛温大热,其性善走,故为通十二经纯阳之要药,外则达皮毛而除表寒,里则达下元而温痼冷,彻内彻外,凡三焦经络,诸脏诸腑,果有真寒,无不可治。"

2. 现代研究

(1) 化学成分:附子含生物碱如乌头碱、中乌头碱、次乌头碱、异飞燕草碱、乌胺及尿嘧啶等,蛋白质和油脂类成分棉籽油、蓖麻油、油酸、亚油酸、附子脂酸及附子脂酸钙、花生酸、肉豆蔻酸、β-谷固醇等,还有乌头多糖 A、乌头多糖 B、乌头多糖 C、乌头多糖 D。

(2) 药理作用:附子煎剂、水溶性成分等,对蛙、蟾蜍及温血动物心脏,无论是正常状态或处于衰竭状态均有明显强心作用;其正丁醇提取物、乙醇提取物及水提物对三氯甲烷所致小鼠心室颤动有预防作用;附子有显著的抗炎作用,能抑制蛋清、角叉菜胶、甲醛等所致大鼠足趾肿胀,抑制醋酸所致毛细血管通透性亢进,抑制肉芽肿形成及佐剂性关节炎;中乌头碱、乌头碱及次乌头碱均有镇痛作用。最近研究表明,附子能增强机体抗氧化能力,具有抗衰老作用。

(3) 现代临床应用

1) 治疗梅尼埃病:附片 10~20g,白术、生姜各 10~18g,茯苓 15~24g,白芍 10~15g,水煎服,日 1 剂。随症加减,治梅尼埃病总有效率为 100%。

2) 治疗冻疮:附子 10g,白酒 50g,浸泡 0.5 小时后,文火慢煎,煎沸 3 分钟后趁热用棉球蘸酒液涂于患处,每晚睡前涂搽 5 次,治冻疮(未溃破者)37 例,痊愈 20 例,好转 10 例。

3. 不良反应 附子中含有多种乌头碱类化合物,具有较强的毒性,尤其表现为心脏毒性。但经水解后形成的乌头碱,毒性大大减低。乌头碱类结构属二萜类生物碱,具有箭毒样作用,即阻断神经肌肉接头传导,还具有乌头碱样作用,表现为心律失常、血压下降、体温降低、呼吸抑制、肌肉麻痹和中枢神经系统功能紊乱等。附子大剂量粗制生物碱可导致多种动物全身性及呼吸麻痹症状,症状表现为呼吸停止先于循环紊乱。附子中毒原因主要是误食或用药不慎(如剂量过大、煎煮不当、配伍失宜等)或个体差异等,

严重者可致死亡。因此必须严格炮制,按照规定的用法用量使用,才能保证用药安全。

4.中毒及解救 中毒症状:口、面、全身麻木;肢体震颤;心慌、胸闷甚至抽搐,心律不齐,神志不清,四肢厥冷,脉微,血压下降,小便不利甚至尿痛,视力模糊。解救措施:早期催吐、洗胃;有呼吸麻痹症状时,及时使用呼吸兴奋剂,给氧;心跳缓慢而弱时可皮下注射阿托品;出现室性心律失常可用利多卡因。

干　姜

　　为姜科植物姜 Zingiber officinale Rosc. 的干燥根茎。全国大部分地区有产,主产于四川、广东、广西、湖南、湖北等地。冬季茎叶枯萎时采挖,除去须根及泥沙,晒干或低温干燥。生用以质坚实、体重、外皮灰黄色、断面灰白色、粉性足、少筋脉、气味香浓而辛辣者为佳。趁鲜切片晒干或低温干燥者称为"干姜片"。

　　【别名】 白姜、均姜、干生姜。

　　【处方用名】 干姜。

　　【药性】 辛、热。归脾、胃、肾、心、肺经。

　　【功效】 温中散寒,回阳通脉,温肺化饮。

　　【临床应用】

　　1.温中散寒为主

　　(1)干姜配甘草:辛甘化阳,温中散寒。代表方:甘草干姜汤。

　　甘草甘温,益气和中;干姜辛热,温中复阳。两者配伍辛甘化阳则温复阳气,又能甘温补虚,阴阳相生。治伤寒脉浮,自汗出,小便数,心烦,微恶寒,脚挛急,咽中干,烦躁吐逆;肺痿,吐涎沫而不咳者。

甘草干姜汤

　　甘草四两（炙）　干姜二两

　　上二味,以水三升,煮取一升五合,去滓,分温再服。

　　(2)干姜配人参:温中散寒,健脾补虚。代表方:理中丸。

　　干姜辛热燥烈,主入脾胃而长于温中散寒,健运脾阳;人参甘温,益气健脾,补虚助阳,有振奋脾胃之功效。两者配伍,一温散,一补益,散中有补,补

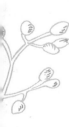

中有动,相辅相成,适于脾胃虚寒证。

理 中 丸

人参　干姜　甘草(炙)　白术各三两

上四味,捣筛,蜜和为丸,如鸡子黄许大。以沸汤数合,和一丸,研碎,温服之,日三四,夜二服。腹中未热,益至三四丸,然不及汤。汤法:以四物依两数切,用水八升,煮取三升,去滓,温服一升,日三服。

若脐上筑者,肾气动也,去白术,加桂四两;吐多者,去白术,加生姜三两;下多者,还用白术;悸者,加茯苓二两;渴欲饮水者,加白术,足前成四两半;腹中痛者,加人参,足前成四两半;寒者,加干姜,足前成四两半;腹满者,去白术,加附子一枚。服汤后如食顷,饮热粥一升许,微自温,勿发揭衣被。

(3) 干姜配黄连:温中散寒,清热燥湿。代表方:黄连汤。

干姜辛热温中散寒力专,黄连苦寒清热燥湿力强。干姜辛开温通,黄连苦寒降泄,两药配伍,一温一寒,寒温并施,一辛一苦,辛开苦降,共奏除寒疾、清郁热、止呕逆之功,治胃肠中寒热不和,食入即吐,肠寒腹痛。

黄 连 汤

黄连三两　甘草三两(炙)　干姜三两　桂枝三两(去皮)　人参二两　半夏半升(洗)　大枣十二枚(擘)

上七味,以水一斗,煮取六升,去滓,温服,昼三夜二。

(4) 干姜配半夏:温胃散寒,降逆止呕。代表方:半夏泻心汤。

干姜辛热温中散寒;半夏辛温燥湿化痰,降逆止呕,消痞散结。两药配伍,祛脾胃寒邪,降逆止呕,燥湿化痰。

2. 回阳通脉为主　干姜配附子:温肾回阳救逆。代表方:干姜附子汤。

附子辛热,回阳救逆,峻补心肾之阳,其性善走,为通行十二经脉纯阳之药;干姜辛热燥烈,守而不走,回阳通脉以救逆。两者配伍回阳救逆之效倍增。古曰:"附子无干姜不热。"二药相须为用,相得益彰。近代主要治疗急性心肌梗死并发休克、心源性休克的亡阳型、急性心肌梗死低血压等急重症。

干 姜 附 子 汤

干姜一两　附子一枚(生用,去皮,切八片)

上二味,以水三升,煮取一升,去滓。顿服。

3. 温肺化饮为主　干姜配五味子、细辛:温肺化饮,敛肺止咳。代表方:苓甘五味姜辛汤。

干姜辛热温肺化饮,以治生痰之源;五味子酸温收敛,止咳平喘以治痰之标;细辛辛温祛风散寒,通窍止痛,温肺化饮。三者配伍,共奏温中散寒,温肺化饮,敛肺止咳之功。用于治疗寒饮伏肺之咳喘。

苓甘五味姜辛汤

茯苓四两　甘草三两　干姜三两　细辛三两　五味子半升

上五味,以水八升,煮取三升,去滓,温服半升,日三服。

【用法用量】　内服:煎汤,3~10g。

【炮制品】　干姜:除去杂质,略泡,洗净,润透,切厚片或块,干燥。炮姜:取干姜,照烫法用砂烫至鼓起,表面棕褐色。姜炭:取干姜块,照炒炭法炒至表面黑色、内部棕褐色。干姜,性味辛而大热,具有温中散寒,回阳通脉,温肺化饮的功效。其性守而不走,止而不移,故善治里寒。多用于脘腹冷痛,呕吐泄泻,肢冷脉微,寒饮喘咳等。炮姜,味苦、辛,性温,具有温经止血,温中止痛的功效。温热之性不及干姜,但作用缓和持久,长于温中止痛,能守能走,止血止泻,多用于阳虚失血,吐衄崩漏,脾胃虚寒,腹痛吐泻。姜炭,味苦、涩,性温,长于温经止血,多用于虚寒性出血证。

【使用注意】　本品辛热燥烈,故阴虚内热,血热妄行者忌服。

【参考资料】

1. 古籍摘要　《神农本草经》:"主胸满咳逆上气,温中,止血,出汗,逐风湿痹,肠澼下痢。生者尤良。"

《名医别录》:"干姜大热无毒,主治寒冷腹痛,中恶,霍乱,胀满,风邪诸毒,皮肤间结气,止唾血。"

《本草求真》:"干姜,大热无毒,守而不走,凡胃中虚冷,元阳欲绝,合以附子同投,则能回阳立效,故书有附子无姜不热之句,仲景四逆、白通、姜附汤皆用之。且同五味则能通肺气而治寒嗽,同白术则能燥湿而补脾,同归芍则能入气而生血……"

2. 现代研究

(1) 化学成分:主要包括挥发油和辛辣成分。其中,挥发油包括姜酮,其次为 β- 没药烯、α- 姜黄烯、β- 倍半水芹烯、姜醇、d- 莰烯、桉油精、枸橼醛和龙脑等,辛辣成分包括姜辣醇类等。此外,还含有树脂、淀粉、多种氨基酸成分。

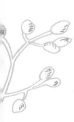

(2) 药理作用:干姜具有解热、镇痛、抗炎、抑菌、改善心血管功能、保护胃黏膜、抗溃疡以及保肝利胆的作用。此外还具有抗氧化、止呕、抗晕动病、抗缺氧、抗肿瘤、增强免疫等药理活性。

(3) 现代临床应用

1) 治疗重症妊娠剧吐:应用干姜人参半夏汤进行止呕治疗。处方:干姜 4.5g、人参 9g、半夏 4.5g。每日 1 剂,用水煎服,分少量多次服用。治疗的重症妊娠剧吐患者 62 例,患者的尿酮体消失时间、消化道症状消失时间和住院时间均显著少于对照组患者,差异有明显统计学意义($P<0.05$),总有效率达 93.55%。

2) 治疗慢性结肠炎:干姜黄芩黄连人参汤加味治疗慢性结肠炎患者 56 例,每天 1 剂,水煎 2 次,混匀,分多次少量频服。治疗 15 天为一疗程。总有效率为 94.6%。

3) 治疗消化性溃疡:干姜黄芩黄连人参汤加味治疗消化性溃疡患者 77 例,干姜、黄连各 9g,黄芩 12g,党参 30g,砂仁 6g,广木香、炙甘草各 10g。热重于寒者,干姜减为 6g;寒重于热者,黄芩黄连分别减少 3g。文火浓煎 3 次取汁 400ml 左右为 1 剂。一日 1 剂分 3 次口服,7 周为一疗程。治疗组总有效率、疼痛缓解时间均优于对照组。

4) 治疗慢性胃炎:半夏泻心汤加减治疗脾胃湿热型慢性浅表性胃炎患者 40 例,半夏 15g,黄芩、干姜、人参、炙甘草各 9g,黄连 3g,大枣 4 枚,苍术 10g,砂仁(后下)3g;每日煎服 300ml,于早晨、中午饭后 2 小时服用。疗程 8 周。观察组总有效率为 87.5%,明显高于对照组 72.5%,组间比较,差异具有统计学意义($P<0.05$)。

3. 不良反应　大剂量使用时患者会上火,表现为咽干口燥,口腔溃疡,大便秘结,小便短赤等。

吴　茱　萸

本品为芸香科植物吴茱萸 *Euodia rutaecarpa*(Juss.)Benth.、石虎 *Euodia rutaecarpa*(Juss.)Benth. var. *officinalis*(Dode)Huang 或疏毛吴茱萸 *Euodia rutaecarpa*(Juss.)Benth. var. *bodinieri*(Dode)Huang 的干燥近成熟果实。8—11 月果实尚未开裂时,剪下果枝,晒干或低温干燥,除去枝、叶、果梗等杂质。

【别名】　吴萸、左力。

【处方用名】 吴茱萸、制吴茱萸。

【药性】 辛、苦,热;有小毒。归肝、脾、胃、肾经。

【功效】 散寒止痛,降逆止呕,助阳止泻。

【临床应用】

1. 散寒止痛,降逆止呕 吴茱萸配生姜:降逆止呕。代表方:吴茱萸汤。

在吴茱萸汤方中吴茱萸作为君药温胃暖肝以祛寒,又善和胃降逆以止呕。在此方中吴茱萸与生姜相配伍,生姜温胃散寒,降逆止呕与吴茱萸配伍温降之力更强。

吴茱萸汤

吴茱萸一升(洗)　人参三两　生姜六两(切)　大枣十二枚(擘)

上四味,以水七升,煮取二升,去滓。温服七合,日三服。

(1) 吴茱萸汤方适用于脾胃虚寒,浊阴上逆所致诸证。肝胃虚寒,胃失和降,浊阴上逆,所以饮食不消欲呕,或吐酸水,或干呕,或吐清涎冷沫。厥阴之脉夹胃属肝,上行与督脉会于头顶部。胃中浊阴循肝经上扰于头,故颠顶头痛;浊阴阻滞,气机不利,故胸满脘痛;肝胃虚寒,阳虚失温,故畏寒肢冷;脾胃同居中焦,胃病及脾,脾不升清,则大便泄泻;舌淡苔白滑,脉沉弦而迟等均为虚寒之象。当用温中补虚,降逆止呕之方法。在此方中吴茱萸辛苦而温,暖肝胃,散阴寒,下气降浊为方中的君药;生姜辛温,温胃化饮,降逆止呕。此二药配伍使用温降之力更强。

(2) 后世发展:吴茱萸配黄连,清肝泻火,降逆止呕。

左金丸中只有黄连和吴茱萸两味药组成,具有清肝泻火,降逆止呕的作用。本方证是由于肝经火旺,横逆犯胃所致。以肝气犯胃即出现胃失和降的症状,表现为吞酸嘈杂,上逆而呕吐。足厥阴肝经布胁肋,上入鼻咽,若肝经经气不畅则胁肋疼痛,若肝火循经上炎则口苦。本方舌脉均为肝经火旺证的表现。方中重用黄连,其味苦性寒,既可清泻心火,又可清降胃火,在此方中单用苦寒之黄连,则气郁之证不可解,故需少佐辛热疏利之吴茱萸,一则引黄连入肝经;二能疏肝经之气郁,肝气舒畅则胁肋疼痛等症自可缓解;三可佐制黄连苦寒之性,使火泻而不留凉遏之弊端,在此将"反佐法"运用得惟妙惟肖;四助黄连和胃降逆。

2. 助阳止泻 吴茱萸与补骨脂、肉豆蔻、五味子此四味药组成的四神丸用于脾肾阳虚的肾泄证。四神丸主治脾肾阳虚泄泻证,五更泄泻,不思饮

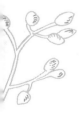

食,食不消化,或久泻不愈,腹痛喜温,腰酸肢冷,神疲乏力,舌淡,苔薄白,脉沉迟无力。在此方中用补骨脂辛苦大温,补命门之火以温脾,肉豆蔻温中涩肠与补骨脂配伍,既可温肾暖脾又能涩肠止泻,吴茱萸暖脾温胃散寒协助君臣二药温涩止泻。

【用法用量】 内服:煎服,1.5~4.5g。外用:适量。

【炮制品】 吴茱萸生品有小毒只供外用;制吴茱萸毒性降低,燥性缓和;盐吴茱萸宜用于疝气疼痛。

【使用注意】 本品辛热燥烈,易耗气动火,故不宜多用、久服。阴虚有热者忌用。

【参考资料】

1.古籍摘要 《神农本草经》:"主温中下气,止痛,咳逆寒热,除湿、血痹,逐风邪,开腠理。"

《本草纲目》:"开郁化滞,治吞酸,厥阴痰涎头痛,阴毒腹痛,疝气血痢,喉舌口疮。"

《本草经疏》:"吴茱萸,辛温暖脾胃而散寒邪,则中自温、气自下,而诸证悉除。"

2.现代研究

(1) 化学成分:含挥发油,油中主要为吴茱萸烯、罗勒烯、月桂烯、吴茱萸内酯、吴茱萸内酯醇等。还含吴茱萸酸、吴茱萸碱、吴茱萸啶酮、吴茱萸精、吴茱萸苦素等。

(2) 药理作用:①对消化系统的影响,吴茱萸水煎液具有抗胃溃疡的作用。吴茱萸汤可减少胃液分泌量,降低胃液酸度。吴茱萸或吴茱萸汤对胃肠的自发性活动具有抑制作用。吴茱萸或吴茱萸水煎剂具有止吐、止泻的作用。吴茱萸汤具有保肝作用。②对心血管系统的影响,吴茱萸汤升压作用迅速,伴有心率缓慢,为 α、β 受体混合兴奋剂。煎剂又具有降血压作用。吴茱萸水提物 20g/kg 可使血栓形成时间明显延长而具有抗凝作用。吴茱萸汤具有强心、改善微循环、抗休克的作用。③抗病原微生物的作用,吴茱萸煎剂对霍乱弧菌有较强的抑制作用;对多种皮肤真菌均有不同程度的抑制作用。吴茱萸煎剂具有抗病毒、杀虫的作用。此外,吴茱萸尚具有镇痛、抗炎、利尿、抗健忘、兴奋子宫平滑肌作用。

(3) 现代临床应用:现代临床常用吴茱萸汤治疗青光眼头痛、原发性高血压、神经性呕吐、幽门痉挛、急性肠胃炎、慢性胃溃疡、疝气疼痛等病证中

中焦虚寒者。

3. 中毒及解救 中毒症状:中毒后3~6小时发病,可见剧烈腹痛、胸闷、头痛、头晕、视力障碍、错觉等。解救措施:用1∶5 000的高锰酸钾洗胃,用硫酸镁导泻,内服牛奶、蛋清等。腹痛时应用阿托品或颠茄合剂,视力障碍时可补充B族维生素等,其他对症治疗。

花 椒

本品为芸香科植物青椒 *Zanthoxylum schinifolium* Sieb. et Zucc. 或花椒 *Zanthoxylum bungeanum* Maxim. 的干燥成熟果皮。秋季采收成熟果实,晒干,除去种子和杂质。

【别名】 秦椒、蜀椒。

【处方药名】 花椒、炒花椒。

【药性】 辛,温。归脾、胃、肾经。

【功效】 温中止痛,杀虫止痒。

【临床应用】 温中散寒,驱虫止痛。花椒配乌梅、细辛:花椒性辛温,蛔得辛则伏。花椒性辛与性甘味药合,能温阳;辛与苦合,又能通降。代表方:乌梅丸。

乌 梅 丸

乌梅三百个 细辛六两 干姜十两 黄连一斤 当归四两 附子六两(炮) 蜀椒四两(去汗) 桂枝六两 人参六两 黄柏六两

上十味,异捣筛,合治之,以苦酒渍乌梅一宿,去核,蒸之五升米下,饭熟,捣成泥,和药令相得,内臼中,与蜜,杵二千下,丸如梧桐子大,先食饮,服十丸,日三服,稍加至二十丸。禁生冷、滑物、臭食等。

方中乌梅酸温安蛔,涩肠止痢,为君药。花椒、细辛性味辛温,辛可伏蛔,温能祛寒并用,共为臣药。附子、干姜、桂枝温脏祛寒;人参、当归养气血,共为佐药。全方共奏缓肝调中,清上温下之功。花椒性辛温,蛔得辛则伏。花椒味辛与甘味药合,能温阳;辛与苦合,又能通降。

【用法用量】 内服:3~6g。外用:适量,煎汤熏洗。

【炮制品】 花椒,炒花椒。花椒生品辛热之性甚强,有小毒。具有温中止痛、杀虫止痒的作用,外用杀虫止痒作用较强。炒后可减毒,辛散作用稍

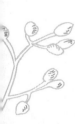

缓,长于温中散寒,驱虫止痛。

【使用注意】 本品辛温香燥,内服不宜过量。孕妇慎服,阴虚火旺者忌服。

【参考资料】

1. **古籍摘要** 《神农本草经》:"主风邪气,温中,除寒痹,坚齿发,明目。主邪气咳逆,温中,逐骨节皮肤死肌,寒湿痹痛,下气。"

《名医别录》:"疗喉痹,吐逆,疝瘕,去老血,产后余疾腹痛,出汗,利五脏。除六腑寒冷,伤寒,温疟,大风汗不出,心腹留饮,宿食,肠游下痢,泄精,女子字乳余疾,散风邪瘕结,水肿,黄疸,杀虫鱼毒。开腠理,通血脉,坚齿发,调关节,耐寒暑,可作膏药。"

《药性论》:"治恶风,遍身四肢顽痹,口齿浮肿摇动;主女人月闭不通,治产后恶血痢,多年痢,主生发,疗腹中冷痛。治头风下泪,腰脚不遂,虚损留结,破血,下诸石水,腹内冷而痛,除齿痛。"

2. **现代研究**

(1) **化学成分**:花椒果实含挥发油 0.7%(贵州产)、2%~4%(甘肃产)、4%~9%(广东产)。挥发油中含牻牛儿醇、柠檬烯、枯醇等。果实尚含固醇、不饱和有机酸等。

(2) **药理作用**:所含牻牛儿醇,小剂量能抑制大鼠的自发活动。对离体家兔小肠,低浓度时作用不恒定,有时有轻度但较久的运动亢进,大剂量则抑制肠运动。给大鼠口服后,能抑制胃肠运动(食糜的通过速度减慢),对大肠运动则影响不大。接近致死量时有泻下作用。小量口服,对大鼠有轻度利尿作用;但大量可抑制排泄。给家兔静脉注射可发生迅速而显著的降血压作用。对大鼠口服的半数致死量为 4.8g/kg,家兔静脉注射则为 50mg/kg。动物死亡皆由于呼吸麻痹。死后解剖,呼吸道有牻牛儿醇特有的香气,且有多量血性渗出液,肺及支气管有许多出血斑,因此死亡原因是呼吸极度困难。牻牛儿醇对豚鼠蛔虫有驱虫作用。

(3) **现代临床应用**

1) 治疗蛔虫性肠梗阻:用麻油 2~4 两,置锅中煎熬,投入花椒 3~4 钱,至微焦即捞出弃去;待花椒油微温时 1 次服完。治疗 8 例儿童患者,均于服药后 15~30 分钟腹痛停止,随后排便,有的同时排出蛔虫。如梗阻时间过长,中毒症状明显,有肠坏死或有阑尾蛔虫可能者,则不宜服用。

2）治疗血吸虫病：适用于早、中期血吸虫病，对改善症状有一定作用，服药后食欲增加，肝脾有不同程度的缩小。用法：花椒炒研成粉装胶囊，成人每天 5g，分 3 次服，20~25 天为一疗程。

3）治疗蛲虫病：花椒 1 两，加水 2 斤，煮沸 40~50 分钟，过滤。取微温滤液 25~30ml 行保留灌肠，每日 1 次，连续 3~4 次。治疗 108 例小儿蛲虫病患者，临床症状均消失，粪检 3 次虫卵皆为阴性。

4）用于止痛：取花椒果皮制成 50% 的注射液，痛时肌内注射或穴位注射，每次 2ml。共观察 266 例，其中腹痛（溃疡痛、肠痉挛、胆绞痛）246 例，有效 240 例；肝区痛 4 例均有效；腰痛 3 例，有效 2 例；其他疼痛（头痛、心绞痛等）13 例，有效 5 例。266 例中疼痛完全缓解者 186 例，部分缓解者 68 例，无效 12 例。注射后一般 10~15 分钟疼痛缓解，可持续 2~4 小时。治程中未见不良反应。

5）用于回乳：花椒 2~5 钱，加水 400~500ml，浸泡后煎煮浓缩成 250ml，然后加入红糖（白糖效果不佳）1~2 两，于断奶当天趁热 1 次服下，日服 1 次，1~3 次即可回乳。绝大多数于服药后 6 小时乳汁即显著减少，第 2 天乳胀消失或胀痛缓解。

3. 不良反应　中毒表现为恶心、呕吐、口干、头晕，严重时抽搐、谵语、昏迷、呼吸困难，最后呼吸衰竭而死。不良反应机制：花椒的挥发油中所含牻牛儿醇可使动物呼吸麻痹而死。

第七节　理 气 药

枳　　实

本品为芸香科植物酸橙 *Citrus aurantium* L. 及其栽培变种或甜橙 *Citrus sinensis* Osbeck 的干燥幼果。5—6 月收集自落的果实，除去杂质，自中部横切为两半，晒干或低温干燥，较小者直接晒干或低温干燥。

【别名】　只壳、江枳实、商壳。

【处方药名】　枳实、麸炒枳实。

【药性】　苦、辛、酸，微寒。归脾、胃经。

【功效】　破气消积，化痰散痞。

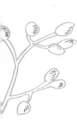

【临床应用】

1. 破气消积为主　枳实配厚朴：枳实苦泄性寒,能破结气、除积热；厚朴苦辛性温,行气、降气力强。二药配伍,温凉并行,破气消痞。代表方:大承气汤。

大承气汤

大黄四两（酒洗）　厚朴半斤（去皮,炙）　枳实五枚（炙）　芒硝三合

以水一斗,先煮二物,取五升,去渣,内大黄,更煮取二升,去渣,内芒硝,更上微火一两沸,分温再服。得下,余勿服。现代煎煮方法:水煎,先煮厚朴、枳实,大黄后下,芒硝溶服。

《伤寒论》中还有6首类似方,凡痰湿阻滞之胸脘痞满、湿阻中焦之脘胀腹满、食滞胃肠之腹胀腹痛等症均可随症加减,配伍应用。类似方为大承气汤、小承气汤、麻子仁丸、厚朴三物汤、厚朴大黄汤、厚朴七物汤。

2. 调肝理脾,化痰散痞为主　枳实配柴胡：柴胡体质轻清而主升散,能疏肝解郁,升举阳气；枳实质重而沉降,能破气消食积,化痰散痞结。两药合伍,升降相因,共具升降气机,调肝理脾之功。代表方:四逆散。

四　逆　散

甘草（炙）　枳实（破,水渍,炙干）　柴胡　芍药各十分

上四味,各十分,捣筛。白饮和,服方寸匕,日三服。现代用法:水煎服。

3. 养血行气止痛为主　枳实配芍药：枳实入气分,能够行气以止痛；芍药主入血分,能够养血和血止痛。二药同用,一气一血,补散同用,刚柔相济,枳实行气以止痛,芍药缓急止痛,共奏止痛之功。代表方:大柴胡汤。

大柴胡汤

柴胡半斤　黄芩三两　芍药三两　半夏半升（洗）　枳实四枚（炙）　生姜五两（切）　大枣十二枚　大黄二两

上八味,以水一斗二升,煮取六升,去滓,再煮,温服一升,日三服。

【用法用量】　内服:3~10g。

【炮制品】　枳实、麸炒枳实。生枳实性较峻烈,以破气化痰为主,但破气作用强烈,有损伤正气之虑,用于胸痹、痰饮；麸炒枳实可缓解其峻烈之

性,以免损伤正气,以散结消痞力胜。

【使用注意】 孕妇慎用。

【参考资料】

1.古籍摘要 《神农本草经》:"主大风在皮肤中如麻豆苦痒,除寒热结,止痢,长肌肉,利五脏,益气轻身。"

《本草纲目》:"枳实、枳壳大抵其功皆能利气,气下则痰喘止,气行则痰满消,气通则痛刺止,气利则后重除。"

2.现代研究

(1) 化学成分:含挥发油、黄酮类、生物碱等成分。本品含枳属苷、橙皮苷、川陈皮素 -3-*O*-β- 葡萄糖苷、松柏苷、柚皮素 -7- 芸香糖苷、福橘素、甜橙素、新橙皮苷、欧前胡内酯、独活内酯、亚油酸等成分。

(2) 药理作用:对胃肠道运动及子宫平滑肌有抑制和兴奋双重作用;有强心、增加心输出量和收缩血管作用;抗炎;抗菌、抗病毒;抗变态反应;抗氧化;镇痛;中枢抑制;解热;治疗毛细血管脆性增加的出血性紫癜。

(3) 现代临床应用:现代常用于急性消化不良、急性或慢性肝炎、细菌性痢疾、急性或慢性肠炎、结核性胸膜炎、胸腔积液、胃下垂、脱肛、子宫脱垂、疝气等,并可升高血压、抗休克。

3.不良反应 大剂量服用可出现流涎、腹胀等反应。不宜与单胺氧化酶抑制药合用,因合用后可发生"酪胺反应",呈醉酒状态,见颜面潮红、血压升高等症。

第八节 止 血 药

炮 姜

本品为干姜的炮制加工品。

【别名】 炒姜、黑姜、姜炭、炮姜炭、干姜炭。

【处方用名】 炮姜。

【药性】 辛,热。归脾、胃、肾经。

【功效】 温经止血,温中止痛。

【临床应用】 炮姜又名黑姜或姜炭。即将干姜炮至外黑内老黄色。辛

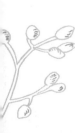

苦大热,入血分。其主要作用是温经散寒止痛、止血。炮姜守而不走,燥脾胃之寒湿,除脐腹之寒痞,暖心气,温肝经,能去恶生新,使阳生阴长,故吐衄下血有阴无阳者宜之。临床常用于以下几方面。

1.虚寒性吐血下血,崩中漏下,产后恶露不止或产后恶露不行,少腹疼痛等症。由于产后以虚寒多见,所以古人有产后宜温之说,多与补气、活血养血之品配合应用。

2.感受寒邪或过食生冷,或坐卧湿地而引起经行腹痛或经行不畅,色紫有块,苔薄白,脉沉迟者,常与艾叶、蒲黄、五灵脂、制香附等同用,以温经散寒止痛。炮姜善走血分,它所以能去恶养新,是因其辛温而祛血中之寒,且能下瘀,故曰去恶;以其能和血,故曰养新。所以产后恶露不绝,每多用之。

【用法用量】 3~9g。

【炮制品】 取干姜,照炒法用砂烫至鼓起,表面棕褐色。可缓和辛燥之性,长于温中止血、止泻、温经止血。

【使用注意】 无。

【参考资料】

1.古籍摘要 《本草正》:"阴盛格阳,火不归原,及阳虚不能摄血而为吐血、下血者,但宜炒熟留性用之,最为止血要药。"

《得配本草》:"炮姜守而不走,燥脾胃之寒湿,除脐腹之寒痞,暖心气,温肝经,能去恶生新,使阳生阴长,故吐衄下血有阴无阳者宜之。"

2.现代研究

(1)化学成分:含挥发油、树脂、淀粉等。

(2)药理作用:炮姜性温能守,涩肠止血,常用于中下焦消化道出血,近年亦有医家指出其治疗肺癌咯血疗效显著。

第九节　活血化瘀药

桃　仁

为蔷薇科植物桃 *Prunus persica* (L.) Batsch 或山桃 *Prunus davidiana* (Carr.) Franch. 的干燥成熟种子。果实成熟后采收,除去果肉和核壳,取出

种子,晒干。

【别名】 桃核仁。

【处方用名】 桃仁、燀桃仁、燀山桃仁、炒桃仁、炒山桃仁。

【药性】 苦、甘,平。归心、肝、大肠经。

【功效】 活血祛瘀,润肠通便,止咳平喘。

【临床应用】

1. 祛瘀祛热为主

(1) 桃仁配大黄:行血活血,祛瘀祛热。桃仁性味苦平,活血破瘀;大黄苦寒,泄热,祛瘀,解毒,破积。二药合用,瘀热并治。代表方:桃核承气汤。

桃核承气汤

桃仁五十个(去皮尖)　大黄四两　桂枝二两(去皮)　甘草二两(炙)　芒硝二两

上四味,以水七升,煮取二升半,去滓,内芒硝,更上火,微沸,下火,先食,温服五合,日三服,当微利。

本方由调胃承气汤加桂枝、桃仁而成,方中桃仁活血祛瘀,润燥滑肠,通下蓄血为君药;调胃承气汤导瘀热下行,加桂枝宣阳行气,散其蓄血,诸药相伍,共奏缓下瘀热之功。

(2)《伤寒论》中还有 5 首用该配伍以活血祛瘀:抵当汤、抵当丸、下瘀血汤、大黄䗪虫丸、大黄牡丹皮汤。

2. 后世发展,泄热消痈为主　桃仁配芦根:行血排脓,清热消痈。芦根清热生津,除烦止渴,利尿;桃仁活血祛瘀。配伍应用泄热消痈,用于治疗肺痈。代表方:苇茎汤。

【用法用量】 内服:煎汤,5~10g,捣碎用;桃仁霜入汤剂宜包煎。

【炮制品】 桃仁生用行血祛瘀力强,多用于血瘀经闭,产后瘀滞腹痛,跌打损伤;炒后偏于润燥和血,多用于肠燥便秘,心腹胀满等。

【使用注意】 孕妇忌用。便溏者慎用。本品有毒,不可过量。

【参考资料】

1. 古籍摘要　《神农本草经》:"主瘀血,血闭瘕瘕,邪气,杀小虫。"

《珍珠囊》:"治血结、血秘、血燥,通润大便,破蓄血。"

《本草经疏》:"桃仁,性善破血,散而不收,泻而无补。过用之及用之不得其当,能使血下行不止,损伤真阴。"

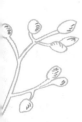

2. **现代研究**

(1) **化学成分**:含苦杏仁苷、苦杏仁酶、挥发油、脂肪油,油中主要含有油酸甘油酯和少量亚油酸甘油酯。

(2) **药理作用**:桃仁提取液能明显增加脑血流量,增加犬股动脉的血流量,降低血管阻力,改善血流动力学状况。提取物能改善动物的肝脏表面微循环,并促进胆汁分泌。桃仁可使小鼠的出血及凝血时间明显延长,煎剂对体外血栓有抑制作用,水煎液有抗肝纤维化作用。桃仁中含 45% 的脂肪油,可润滑肠道,利于排便。桃仁能促进初产妇子宫收缩及出血。水煎剂及提取物有镇痛、抗炎、抗菌、抗过敏作用。桃仁中的苦杏仁苷有镇咳平喘及抗肝纤维化的作用。

3. **不良反应**　桃仁中的苦杏仁苷在体内分解出较多的氢氰酸,对中枢神经系统先兴奋后麻痹,其中引起呼吸麻痹是其致死的主要原因。此外,氢氰酸对皮肤有局部麻醉作用和对黏膜有刺激作用。

水　蛭

为水蛭科动物蚂蟥 *Whitmania pigra* Whitman、水蛭 *Hirudo nipponica* Whitman 或柳叶蚂蟥 *Whitmania acranulata* Whitman 的干燥体。夏、秋二季捕捉,用沸水烫死,晒干或低温干燥。

【别名】　马蛭、马蟥、马蟥、蚂蟥。

【处方用名】　水蛭、炒水蛭。

【药性】　咸、苦,平;有小毒。归肝经。

【功效】　破血通经,逐瘀消癥。

【临床应用】

1. **以破血通经为主**　水蛭配虻虫。水蛭潜水而居,咸苦平;虻虫居陆地能飞行,均入肝经血分,同为破血逐瘀要药。二药相配,其性更猛,一飞一潜,在上之热,飞者抵之,在下之热,潜者挡之,治血结上下俱病者,功效尤甚,常用于治疗癥瘕积聚,蓄血疼痛。

抵 当 汤

水蛭三十个(熬)　虻虫三十个(去翅足,熬)　桃仁二十个(去皮尖)　大黄三两(酒洗)

下焦蓄血所致发狂或如狂,少腹硬满,小便自利,喜忘,大便色黑易解,脉沉结,以及妇女经闭,少腹硬满拒按。

"抵当"的方名意义,说法不一:一谓非大毒猛厉之剂不足以抵挡其热结蓄血之证;一谓抵当乃抵掌之讹,抵掌是水蛭一药的别名(陆渊雷引山田氏语),本方以其为主药,因而得名。但也有谓"抵当"为"至当"者,如王晋三曰:"抵当者,至当也。蓄血者,至阴之属,真气运行而不入者也,故草木不能独治其邪,务必以灵幼嗜血之虫为向导。飞者走阳路、潜者走阴路,引领桃仁攻血,大黄下热,破无情之血结,诚为至当不易之方,毋惧乎药之险也。"(《古之选注》)或曰,本方有攻逐蓄血之功,可宜抵当攻之处,故名。

成氏曰:"甘缓结,苦泄热,桃仁、大黄之甘苦,以下结热。苦走血,咸渗血,虻虫、水蛭之苦咸,以除畜血。"

随证加减:本方减水蛭十个,虻虫、桃仁各减五个,分为四丸,每水煮一丸,名抵当丸。治本病无善忘如狂之证者。

2. 以攻下逐瘀为主 水蛭配大黄:水蛭功善破血通经,逐瘀消癥;大黄功长泻下攻积,活血祛瘀。两药伍用,既可活血祛瘀止痛,又可泻下通便攻积。代表方:大黄䗪虫丸。

大黄䗪虫丸

大黄十分(蒸)　土鳖虫半升　水蛭百枚　虻虫一升　蛴螬一升　干漆一两
桃仁一升　黄芩二两　杏仁一升　干地黄十两　芍药四两　甘草三两

方中大黄攻下祛瘀,土鳖虫逐瘀破积共为主药。桃仁、干漆、蛴螬、水蛭、虻虫助主药以活血通络,攻逐久瘀,白芍、生地黄养血滋阴均为辅药。黄芩、苦杏仁清热润肠为佐药。甘草和中补虚,协调诸药,用以为使。诸药合用,缓消瘀血之中而寓补虚扶正之意,俾干血("久瘀")得化,虚劳诸症可望得愈。

随证加减:加桃仁、红花活血化瘀;加紫苏梗、枳壳、法半夏、苦杏仁理气散郁,和胃化痰。

【用法用量】 内服:煎汤,1.5~3g;研末服,0.3~0.5g,以入丸散或研末服为宜。或以鲜活者放置于瘀肿局部吸血消瘀。

【炮制品】 水蛭生品有毒,多入煎剂,以破血逐瘀为主;滑石粉炒后能降低毒性,质地酥脆,利于粉碎,多入丸散。

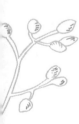

【参考资料】

1. 古籍摘要　《神农本草经》:"主逐恶血,瘀血,月闭,破血逐瘀,无子,利水道。"

《名医别录》:"堕胎。"

《本草衍义》:"治折伤。"

2. 现代研究

(1) 化学成分:主要含蛋白质。唾液中含有水蛭素,还含有肝素、抗血栓素及组胺样物质。

(2) 药理作用:水蛭水煎剂有较强抗凝血作用,能显著延长纤维蛋白的凝聚时间,水蛭提取物、水蛭素对血小板聚集有明显的抑制作用,抑制大鼠体内血栓形成,对弥散性血管内凝血有很好的治疗作用。水蛭煎剂能改善血液流变学。能降血脂,消退动脉粥样硬化斑块,增加心肌营养性血流量,对抗垂体后叶素引起的心律失常或明显的 T 波、ST 段的变化。促进脑血肿吸收,减轻周围脑组织炎症反应及水肿,缓解颅内压升高,改善局部血液循环,保护脑组织免遭破坏。对皮下血肿也有明显抑制作用。水蛭水煎剂对肾缺血有明显保护作用,能降低血清尿素氮、肌酐水平,对升高的血清肿瘤坏死因子有明显的降低作用。水蛭素对肿瘤细胞也有抑制作用。此外,水蛭水煎剂尚有终止妊娠的作用。

(3) 现代临床应用

1) 治疗冠心病心绞痛:水蛭片(每片含生药 0.75g),每次 2~4 片,每日 3 次,治疗冠心病心绞痛 100 例。结果:显效 34 例,改善 56 例,无效 9 例,恶化 1 例。其中心电图恢复正常 15 例,改善 44 例,无效 37 例。

2) 治疗高脂血症:生水蛭粉装胶囊(每粒含生药 0.25g)治疗高脂血症 150 例,每次 4 粒,每日 3 次,饭后服,4 周为一疗程。结果血清胆固醇平均由 (5.398 ± 1.084) mmol/L 降为 (4.953 ± 0.923) mmol/L($P<0.01$);血清甘油三酯平均由 (2.214 ± 0.902) mmol/L 降为 (1.612 ± 0.601) mmol/L。

3) 治疗脑梗死:水蛭口服液(每 10ml 含生药 3g),治疗脑梗死 50 例。结果:痊愈 10 例,显效 28 例,有效 11 例,总有效率为 98%。

3. 不良反应　妊娠 7~11 日小鼠每日灌服水蛭煎剂 0.5~1.0g/kg,均可使胎鼠体重下降,有明显致畸作用,死胎和吸收胎比例升高,堕胎作用显著。

虻 虫

为虻科昆虫复带虻 *Tabanus bivittatus* Matsumura 的雌虫体。各地均有,以畜牧区为多。主产于广西、四川、浙江、江苏、湖南、湖北等地。5—6月间捕捉,沸水烫或稍蒸,晒干即可,一般去翅足炒过用。

【别名】 牛虻虫、瞎蚂蜂、牛蝇子。

【处方用名】 虻虫、牛虻、焙虻虫、米炒虻虫。

【药性】 苦,微寒;有小毒。归肝经。

【功效】 破血逐瘀,散积消癥。

【临床应用】

1. 以逐瘀通经为主 虻虫配当归:虻虫能逐瘀通经,可治血滞经闭。当归有养血活血之功,治月经不调,一切血虚诸证。血以通为补,因其具有活血之功,故能显示补血之效。两药配用,一温一寒,一补一泻,相得益彰,治疗月经不调,瘀血经闭,腹部包块等症。

2. 以散瘀疗伤为主 虻虫配乳香:乳香活血止痛;虻虫破血逐瘀。两药配伍有散瘀疗伤,消肿止痛之功。应用于跌打损伤,瘀滞肿痛。

【用法用量】 内服:煎汤,1~1.5g;研末服,0.3g。

【炮制品】 虻虫腥味较强,破血力猛,并有致泻的副作用;焙后或米炒可降低毒性和腥臭气味,便于粉碎,用于血滞经闭,癥瘕积聚及跌打损伤等证。

【使用注意】 孕妇及体虚无瘀、腹泻者忌用。

【参考资料】

1. 古籍摘要 《神农本草经》:"逐瘀血,破下血积、坚痞、癥瘕、寒热。通利血脉及九窍。"

《名医别录》:"女子月水不通,积聚,除贼血在胸腹五脏者及喉痹结塞。"

《日华子本草》:"堕胎。"

2. 现代研究

(1) 药理作用:水提物在体外有较弱的抗凝血酶作用,体外和体内均有活化纤溶系统的作用,能显著延长出血时间,减少血浆纤维蛋白原含量。明显抑制血小板聚集率,降低全血黏度比和血浆黏度比,降低血细胞比容,改善血液流变学。提取物具有抗炎镇痛作用。虻虫对家兔离体子宫有兴奋作

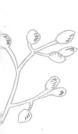

用。对内毒素所致肝出血坏死病灶的形成有显著抑制作用。虻虫醇提物有明显溶血作用。

(2) **现代临床应用**：治疗内痔出血。用虻虫粉内服治疗，每日 1 次，每次 3~12g，饭后温开水冲服，治疗内痔出血 107 例，疗效较好。

第十节　化痰止咳平喘药

半　夏

本品为天南星科植物半夏 *Pinellia ternata*（Thunb.）Breit. 的干燥块茎。夏、秋二季采挖，洗净，除去外皮及须根，晒干。

【**别名**】　地文、守田、水玉、示姑。

【**处方用名**】　生半夏、清半夏、姜半夏、法半夏。

【**药性**】　辛，温；有毒。归脾、胃、肺经。

【**功效**】　燥湿化痰，降逆止呕，消痞散结。

【**临床应用**】

1. 消痞散结为主

(1) **半夏配干姜、黄芩、黄连**：半夏为君，消痞散结，降逆止呕，以干姜温胃散寒，以黄芩、黄连苦寒清热，佐以人参、大枣、甘草补益脾胃，七药相合即"辛开苦降甘调"之法。代表方：半夏泻心汤。

半夏泻心汤

半夏半升（洗）　黄芩、干姜、人参、甘草（炙）各三两　黄连一两　大枣十二枚（擘）

以水一斗，煮取六升，去滓；再煎取三升，温服一升，一日三次。

(2) **其他类似方**：生姜泻心汤、甘草泻心汤。

(3) **后世类方**：旋覆代赭汤以半夏辛温而散，和胃化痰而消心下痞满。小陷胸汤证以半夏涤心下痰饮，豁痰开结。半夏厚朴汤以半夏化痰利咽，散结下气。

2. 降逆止呕为主

(1) **半夏配生姜**：半夏辛温，燥湿化痰涤饮，又降逆和中止呕，是为君药。生姜辛温，为呕家之圣药降逆止呕，又温胃散饮，且制半夏之毒，是臣药又兼佐药之用。二药相配，使痰祛饮化，逆降胃和而呕吐自止。代表方：

小半夏汤。

小半夏汤

半夏一升　生姜半升

上两味,以水七升,煮取一升半,分温再服。

(2) 其他有此配伍的方剂:小柴胡汤、大柴胡汤、柴胡加桂枝汤、柴胡加芒硝汤、柴胡加龙骨牡蛎汤、黄芩加半夏生姜汤等。

(3) 后世类方:葛根加半夏汤以半夏下其逆气用于太阳与阳明合病之呕逆,以葛根散其表邪。黄连汤以半夏降气止呕,使阳气入于阴而令中焦安和,呕吐自止,用于上热下寒,阴阳升降失常之呕吐。竹叶石膏汤证以半夏既和胃降逆止呕又散补药之滞,用于伤寒解后,余热犯胃而气逆欲吐。

3. 燥湿化痰止咳为主　半夏配橘红:半夏辛温性燥,善能燥湿化痰,且又和胃降逆,为君药。橘红为臣,既可理气行滞,又能燥湿化痰。君臣相配,寓意有二:一为等量合用,不仅相辅相成,增强燥湿化痰之力,而且体现治痰先理气,气顺则痰消之意;二为半夏、橘红皆以陈久者良,而无过燥之弊,故方名"二陈"。代表方:二陈汤。

二 陈 汤

半夏(汤洗七次,五两)　橘红(五两)　白茯苓(三两)　甘草(炙,一两半)

上药吹咀,每服 12g,用水一盏,生姜七片,乌梅一个,同煎六分,去滓,热服,不拘时候。现代用法:加生姜 7 片,乌梅 1 个,水煎温服。

4. 消肿散结,敛疮止痛　半夏配鸡子、苦酒:半夏辛苦温,辛开喉痹,涤痰散结;鸡子去黄而清白者,甘寒润燥,利咽止痛,开声门;苦酒(苦酒即醋),味苦酸,消肿敛疮,活血散瘀。夏得鸡子白,利窍通声,而无燥津伤阴之弊;夏得苦酒,辛开苦泄,有消肿散结敛疮止痛之能。故三者相配,而达消肿涤痰,敛疮止痛之效。代表方:苦酒汤。

苦 酒 汤

半夏十四枚(洗,破如枣核)　鸡子一枚(去黄,内上苦酒,着鸡子壳中)

上两味,内半夏苦酒中,以鸡子壳置刀环中,安火上,令三沸,去渣,少少含咽之。不差,更作三剂。

【用法用量】　内服:一般炮制后使用,3~9g。外用:适量,磨汁涂或研末以酒调敷患处。

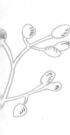

【炮制品】 生半夏外用消痈肿,清半夏长于燥湿化痰,姜半夏长于降逆止呕,法半夏长于化痰消痞散结,半夏曲长于消食化滞。

【使用注意】 不宜与川乌、制川乌、草乌、制草乌、附子同用;生品内服宜慎。

【参考资料】

1.**量效关系**

(1) 大半夏汤重用半夏二升(约 240g)取其降逆开痞而止呕吐的作用。

(2) 鳖甲煎丸半夏用一分(约 4g)取其和解少阳,疏通气机之功。

(3) 小柴胡汤、大柴胡汤等半夏均用半升(约 60g)取其降逆止呕,和中化湿,调和胃气之功。

2.**古籍摘要** 《名医别录》:"消心腹胸膈痰热满结,咳嗽上气,心下急痛,坚痞,时气呕逆,消痈肿,堕胎。"

《医学启源》:"治寒痰及形寒饮冷伤肺而咳,大和胃气,除胃寒,进饮食。治太阴痰厥头痛,非此不能除。"

《主治秘要》云:"燥胃湿,化痰,益脾胃气,消肿散结,除胸中痰涎。"

《本经逢原》:"半夏同甘苍术、茯苓治湿痰;同瓜蒌、黄芩治热痰;同南星、前胡治风痰;同芥子、姜汁治寒痰。惟燥痰宜瓜蒌、贝母,非半夏所能治也。"

3.**现代研究**

(1) **化学成分**:半夏中分离得到 15 个化合物,分别为大黄酚、丁二酸、正十六碳酸 -1- 甘油酯、3-O-(6′-O- 棕榈酰基 -β-D- 吡喃葡萄糖基)豆甾 -5- 烯、对二羟基苯酚、羟甲基糠醛、邻二羟基苯酚及 β- 谷固醇、胡萝卜苷等。

(2) **药理作用**:半夏中生物碱能抑制咳嗽中枢产生镇咳作用,各种炮制品对实验动物均有明显的止咳作用。半夏的稀醇和水浸液或其多糖组分、生物碱具有较广泛的抗肿瘤作用。水浸剂对实验性室性心律失常和室性期前收缩有明显的对抗作用。半夏有显著的抑制胃液分泌作用,水煎醇沉液对多原因所致的胃溃疡有显著的预防和治疗作用。此外,煎剂可降低家兔眼压,半夏蛋白有明显的抗早孕活性。

(3) **现代临床应用**

1)用于痰多咳嗽:半夏性燥而功能化痰,其所化之痰,以脾不化湿,聚而成痰者为主,为治湿痰的要药,适用于痰湿壅滞、咳嗽气逆等症,常与陈皮、茯苓等配伍;治痰多咳嗽,又常与贝母配伍应用。因其性温,故又可用治

寒痰,宜与白芥子、生姜等同用;因其化痰力佳,故亦可治热痰与风痰,治热痰可与瓜蒌、黄芩等配伍;致风痰,宜与天南星等同用。

2)用于胸脘痞闷,胸痹,结胸等症:半夏功能辛散温通、化痰、燥湿,故可用于痰湿内阻、胸脘痞闷病症,可配陈皮、茯苓等同用;如寒热互结,又可配黄芩、黄连、干姜等同用,可收辛开苦降、散结除痞的功效(如半夏泻心汤)。此外,又常用于胸痹疼痛,配瓜蒌、薤白等同用;治结胸症可与瓜蒌、黄连等同用。

3)用于瘿瘤瘰疬、疮疡肿痛、梅核气等症:半夏又能化痰散结,可用以治疗痰湿结聚所致的瘿瘤、瘰疬痰核、阴疽肿痛,或痰气互结的梅核气等病症。用治瘿瘤瘰疬痰核,可与海藻、黄独、贝母等配用。痈疽未溃者可用生半夏配生南星等同研,调醋外敷,有散结消肿的功效。用治梅核气,可配厚朴、紫苏等同用。

4)用于胃气上逆、恶心呕吐:半夏有良好的降逆止呕功效,可用于多种呕吐症候,在使用时应根据不同的症状而予以不同的配伍。如治胃寒呕吐,可配合生姜或广藿香、丁香等品;治胃热呕吐可配合黄连、竹茹等药;治妊娠呕吐,可配合灶心土等品;治胃虚呕吐,可配人参、白蜜同用。此外,配秫米同用还能治胃不和而卧不安。

4. 不良反应 半夏全株有毒,可能与含有某些生物碱对呼吸中枢及周围神经有抑制作用,大剂量可麻痹神经。此外,生半夏对皮肤黏膜和胃肠道黏膜有较强的刺激作用和腐蚀性。口服半夏可出现过敏性药疹,一般在腰部、背部,而后蔓延全身,瘙痒难忍。还可引起局部皮肤过敏性坏死。中毒后可出现口舌麻木、咽喉疼痛干燥、上腹部不适等症状,继而喉舌肿胀、灼痛充血、流涎、声音嘶哑、语言不清、吞咽困难、剧烈呕吐、腹痛、腹泻、头痛发热、出汗、心悸、面色苍白、脉弱无力、呼吸不规则,严重者抽搐、喉部痉挛,最后死于呼吸麻痹。

旋 覆 花

为菊科植物旋覆花 *Inula japonica* Thunb. 或欧亚旋覆花 *Inula britannica* L. 的干燥头状花序。夏、秋二季花开放时采收,除去杂质,阴干或晒干。

【别名】 金钱花、夏菊、全福花、复花、全复花。

【处方用名】 旋覆花、蜜旋覆花。

【药性】 苦、辛、咸,微温。归肺、脾、胃、大肠经。

【功效】 降气,消痰,行水,止呕。

【临床应用】 降逆下气,化痰消痞为主。旋覆花配煅赭石:降逆下气,化痰消痞。旋覆花苦辛咸温,其性主降,功擅下气消痰,降逆止噫;赭石重坠降逆,与旋覆花相伍,降逆下气化痰。二药配伍降逆下气,化痰消痞之功更著。代表方:旋覆代赭汤。

旋覆代赭汤

旋覆花三两 人参二两 代赭石一两 甘草三两(炙) 半夏半升(洗) 生姜五两 大枣十二枚(擘)

以水一斗,煮取六升,去滓再煎,取三升,温服一升,日三服。

本方主治胃虚痰气内阻证。本证系由胃气虚弱,痰浊内阻所致。原治"伤寒发汗,若吐若下,解后,心下痞硬,噫气不除"。伤寒发汗后,又误用吐、下之法,胃气受伤,升降运化失常,则津液不得转输而为痰,痰浊阻于中焦,气机不畅,而心下痞硬。脾胃虚弱,痰气交阻,则胃气上逆,而致噫气频作,或纳差、呃逆、呕吐。舌苔白腻,脉缓或滑,乃胃虚痰阻之证。法当降逆化痰,益气和胃。

方中旋覆花苦辛咸温,其性主降,功擅下气消痰,降逆止噫,重用为君。赭石重坠降逆,与君相伍,降逆下气化痰,煅后质地酥脆,易于粉碎,便于煎出有效成分,为臣药。半夏祛痰散结,降逆和胃,宜用姜半夏,取其燥湿化痰,降逆止呕;生姜用量独重,一为和胃降逆增其止呕之功,二为宣散水气以助祛痰之力;人参、大枣、甘草甘温益气,健脾养胃,以治中虚气弱之本,俱为佐药。其中甘草宜蜜炙,补脾和胃,调和药性,兼作使药。诸药相合,标本兼治,共奏降逆化痰,益气和胃之功。

临证加减:若胃气不虚者,可去人参、大枣,加重赭石用量,以增重镇降逆之效;痰多者,可加茯苓、陈皮助化痰和胃之力。

【用法用量】 内服:煎汤,3~9g。本品有绒毛,易刺激咽喉作痒而致呛咳呕吐,故宜包煎。

【炮制品】 旋覆花生品苦辛之味较强,以降气化痰止呕力胜,止咳作用较强,多用于痰饮内停的胸膈满闷及胃气上逆的呕吐;蜜炙后苦辛降逆止呕作用弱于生品,其性偏润,长于润肺止咳,降气平喘,作用偏重肺。

【参考资料】

1.**古籍摘要** 《神农本草经》:"主结气胁下满,惊悸。除水,去五脏间寒热,补中,下气。"

《药性论》:"主肋胁气,下寒热水肿,主治膀胱宿水,去逐大腹,开胃,止呕逆不下食。"

《本草汇言》:"旋覆花,消痰逐水,利气下行之药也。主心肺结气,胁下虚满,胸中结痰,呕吐,痞坚噫气,或心脾伏饮,膀胱留饮,宿水等证。大抵此剂味咸以软坚散痞,性利下气行痰水,实消伐之药也。"

2.**现代研究**

(1) 化学成分:均含大花旋覆花内酯、单乙酰基大花旋覆花内酯、二乙酰基大花旋覆花内酯等。旋覆花另含旋覆花佛术内酯、杜鹃黄素、胡萝卜苷、肉豆蔻酸等。欧亚旋覆花另含天人菊内酯、异槲皮苷、咖啡酸、绿原酸等。

(2) 药理作用:旋覆花有明显的镇咳、祛痰作用,旋覆花黄酮类对组胺引起的豚鼠支气管痉挛性哮喘有明显的保护作用,对离体支气管痉挛亦有对抗作用,并有较弱的利尿作用。煎剂对金黄色葡萄球菌、炭疽芽孢杆菌和福氏志贺菌Ⅱa株有明显的抑制作用,欧亚旋覆花内酯对阴道滴毛虫和组织内阿米巴原虫均有强大的杀灭作用。此外,旋覆花对免疫性肝损伤有保护作用,天人菊内酯有抗癌作用。

(3) 现代临床应用

1) 催吐:旋覆花催吐使用时不用布包,直接煎服。用于伤食停滞,痰火蕴结,痰气壅阻等。临床观察旋覆花用作催吐平稳安全,而且易于取材。

2) 治疗早期牙髓炎:用显脉旋覆花糊剂治疗早期牙髓炎患者,有效率58%,16~25岁有效率71.4%;对照组25例用氧化锌丁香油糊剂治疗有效率28%,16~25岁有效率33.3%,两组疗效经统计学处理有显著差异($P<0.01$)。

川 贝 母

本品为百合科植物川贝母 *Fritillaria cirrhosa* D.Don、暗紫贝母 *Fritillaria unibracteata* Hsiao et K.C.Hsia、甘肃贝母 *Fritillaria przewalskii* Maxim.、梭砂贝母 *Frtillaria delavayi* Franch.、太白贝母 *Fritillaria taipaiensis* P.Y.Li 或瓦布贝母 *Fritillaria unibracteata* Hsiao et K.C.Hsia var. *wabuensis*(S.Y.

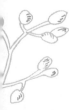

Tang et S.C.Yue)Z.D.Liu,S.Wang et S.C.Chen 的干燥鳞茎。按性状不同分别习称"松贝""青贝""炉贝"和"栽培品"。夏、秋二季或积雪融化后采挖，除去须根、粗皮及泥沙,晒干或低温干燥。

【别名】 贝母、川贝。

【处方用名】 川贝母、炉贝、松贝、青贝。

【药性】 苦、甘,微寒。归肺、心经。

【功效】 清热润肺,化痰止咳,散结消痈。

【临床应用】

1. 化痰止咳为主 贝母配桔梗、巴豆:温散寒邪,攻逐痰水,用于寒实结胸证。代表方:白散方。

白 散 方

桔梗三分 巴豆一分 贝母三分

上三味为散,更于臼中杵之,以白饮和服,强人半钱匙,羸者减之。病在膈上必吐,在膈下必利;不利进热粥一杯,利不止进冷粥一杯。

寒邪和痰、水等有形实邪互结于胸膈脘腹引发本病。具备结胸的特征,见心下硬满而痛,或及于胸胁,甚则可连及少腹等。无热证即无发热、烦躁、渴饮、面赤、脉数、苔黄燥等热象。治用三物小白散,温散寒邪,攻逐水饮,除痰破结。寒实结胸的病变性质为阴寒实证,病机是寒与痰水相结。寒实者,症状类似大结胸证,但无热象。所以,原文"无热证者"四字是鉴别此证的关键。以方测证,寒实结胸还有咳喘等症。用白散方温散寒邪,攻逐痰水。

2. 后世发展

(1) 清热化痰为主:川贝母配知母,能清热润肺,化痰止咳,如二母散(《急救仙方》)。

(2) 散结消肿为主:川贝母配玄参、牡蛎等,有清化郁热,化痰散结之功,如消瘰丸(《医学心悟》)。

【用法用量】 3~10g;研粉冲服,一次 1~2g。

【使用注意】 不宜与乌头类药材同用。

【参考资料】

1. 古籍摘要 《神农本草经》:"主伤寒烦热淋沥邪气,疝瘕,喉痹,乳难,金疮,风痉。"

《本草汇言》:"贝母,开郁,下气,化痰之药也,润肺消痰,止咳定喘,则虚劳火结之证,贝母专司首剂。"

2. 现代研究

(1) 化学成分: 生物碱和皂苷类等。

(2) 药理作用: 川贝母具有止咳、祛痰作用,通过松弛支气管平滑肌,缓解气管和支气管的痉挛,产生平喘作用,还具有镇痛、降血压、抗菌消炎作用等。

(3) 现代临床应用: 镇咳祛痰平喘。蛇胆川贝液由蛇胆汁、川贝母、苦杏仁水、蜂蜜、薄荷脑等组成,清肺化热、祛痰止咳,用治热性咳嗽,痰黏色黄、难以咯出,也用于慢性咽炎等症。

瓜 蒌

为葫芦科植物栝楼 *Trichosanthes kirilowii* Maxim. 和双边栝楼 *Trichosanthes rosthornii* Harms 的成熟果实。生洪农山谷及山阴地,三四月内生苗,引藤蔓,叶如甜瓜叶,作叉,有细毛。七月开花,似葫芦花,浅黄色。实在花下,大如拳,生青,至九月熟,赤黄色。秋季采收,将壳与种子分别干燥。生用,或以仁制霜用。以完整不破、果皮厚、皱缩有筋、体重、糖分足者为佳。全国大部分地区均产,主产于河北、河南、安徽、浙江、山东、江苏等地。其中以山东长清、肥城及宁阳的瓜蒌为道地药材。

【别名】 天瓜、王菩、大圆瓜、吊瓜、栝楼、糖瓜蒌、全瓜蒌、栝蒌。

【处方用名】 瓜蒌、蜜瓜蒌。

【药性】 甘、微苦,寒。归肺、胃、大肠经。

【功效】 清热涤痰,宽胸散结,润燥滑肠。临床应用有全瓜蒌、瓜蒌皮、瓜蒌子和瓜蒌根之分。全瓜蒌清热涤痰,宽胸散结,润燥滑肠。瓜蒌皮重在清化热痰,利气宽胸。瓜蒌子重在润肺化痰,滑肠通便。瓜蒌根(天花粉)有解热止渴、利尿、镇咳祛痰等作用。

【临床应用】

1. 宽胸散结 瓜蒌配半夏、黄连:瓜蒌清热化痰,利气宽胸;半夏燥湿化痰,消痞散结;黄连清热泻火。三药配伍,共奏清热,祛痰,散结消痞之效,用于痰火郁结之结胸证。代表方:小陷胸汤。

小陷胸汤

黄连一两　　半夏半升(洗)　　瓜蒌大者一个

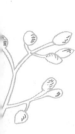

上三味,以水六升,先煮瓜蒌,取三升,去滓,内诸药,煮取二升,去滓,分温三服。

2. 清热涤痰 瓜蒌配明矾:清热涤痰。如《医方摘要》中方。熟瓜蒌十个,明矾二两,捣和饼阴干,研末,糊丸梧子大。每次服用50~70丸,用姜汤水送下。

3. 润燥滑肠 瓜蒌配葛根:润燥滑肠。如寇宗奭《本草衍义》中方。九十月熟瓜蒌,取瓢拌干葛粉,银石器中慢火炒熟,为末。食后、夜卧各以沸汤点服二钱。

4. 解热止渴 瓜蒌配人参:解热止渴。如玉壶丸,天花粉、人参等分,为末,蜜丸梧子大。每服三十丸,麦门冬汤下。(附麦门冬汤:麦冬七升,半夏一升,人参二两,甘草二两,粳米三合,大枣十二枚。)

【用法用量】 内服:煎汤,全瓜蒌10~20g,瓜蒌皮6~12g,瓜蒌子10~15g,打碎入煎。

【炮制品】 瓜蒌炮制方法,除瓜蒌根外主要为蜜炙。瓜蒌根一般净制切片。

瓜蒌多生用,常用于肺热咳嗽,痰稠难出,胸痹心痛,结胸痞满,乳痈,肺痈等症。全瓜蒌清热涤痰、宽胸散结作用均较瓜蒌皮强,并有润肠通便作用(通便作用弱于瓜蒌子)。一般病情较轻,而脾胃虚弱者可用瓜蒌皮,病情较重而兼便秘者多用全瓜蒌。

蜜瓜蒌润燥作用增强,其用途、用法与蜜瓜蒌皮相似,尤适于肺燥咳嗽而又大便干结者。

【使用注意】

1. 甘寒而滑,脾虚便溏及寒痰、湿痰证忌用。

2. 反乌头。不宜与川乌、制川乌、草乌、制草乌、附子同用。

【参考资料】

1. **古籍摘要** 最早见于《诗经》曰:"果臝之实,亦施于宇。"果臝即瓜蒌。药用始载于《名医别录》。

2. **现代研究**

(1) **化学成分**:全瓜蒌主要化学成分有三萜皂苷、有机酸、树脂、糖类、色素和蛋白质等;瓜蒌皮的化学成分主要含有精氨酸、亮氨酸、谷氨酸、天冬氨酸等17种氨基酸和钾、钠、钙、镁、铜、锌、铁、锰等无机元素及少量的挥发油、饱和脂肪醇、脂肪酸化合物等;瓜蒌子含苷、皂苷、有机酸及其盐类、油及色素等成分;瓜蒌根含蛋白质、皂苷、酸类等成分。

(2) **药理作用**:镇咳、祛痰、泻下、扩张冠状动脉、增加血流量、提高耐缺氧能力、降低血清胆固醇、抗菌、抗癌、抗肿瘤、对抗垂体后叶素所致的急性心肌缺血、保护心肌缺血后再灌注损伤、抗血栓形成、降血脂、减少胆固醇和动脉粥样硬化、抗溃疡、抗应激、松弛肠道平滑肌、增强免疫、保护胃黏膜、抗衰老。

(3) **现代临床应用**

1) 临床用于引产,治疗葡萄胎、恶性葡萄胎和宫外孕,抗肿瘤以及治疗艾滋病。

2) 治疗冠心病:口服瓜蒌片剂,每日 3 次,每次服 4 片(日剂量相当于生药 31.2g),有效率为 76%。

3) 治疗心绞痛:瓜蒌注射液 4~8ml(5g 生药 /ml),肌内注射或加入 50% 葡萄糖 20ml 静脉滴注,或 12ml 加入 5%~10% 葡萄糖 500ml 静脉滴注,治疗心绞痛 25 例,显效 17 例,症状改善 5 例,无效 3 例。

4) 以丹参饮合薤白桂枝加味为主治疗各类型的心律失常,有效率为 86.6%。

5) 治疗喘息型气管炎、肺心病哮喘:瓜蒌注射剂,每次注射 12~16ml,每日 1 次,15 次为一疗程,总有效率 82.5%,控显率 45%。

6) 治带状疱疹后遗症:全瓜蒌、醋炒丝瓜各 30g,红花、甘草各 6g,每日 1 剂,水煎分 2 次服用,均取得满意效果。

7) 治疗胃溃疡:将成熟鲜瓜蒌去籽洗净,每日 2 个水煎服,治疗胃溃疡,一般 20~30 天即可治愈。

8) 治疗乳房纤维腺瘤:瓜蒌 25 个,全蝎 160g 置瓜蒌内,焙存性,研细末,每日 3 次,每次 3g,温开水送服,连续服用 1 个月,均取得良好疗效。

9) 治疗胸腔肿瘤:重用全瓜蒌 180~190g 和生薏苡仁 100g,适当配伍加减,长期服用,均取得较好疗效,且无便溏现象。

10) 重用瓜蒌治疗噎膈、胃脘痛等脾胃疾病,均短期获效。

桔　梗

为桔梗科植物桔梗 *Platycodon grandiflorum*(Jacq.)A.DC. 的干燥根。全国大部分地区均产,以东北、华北地区产量大,但华东地区质量佳。春、秋

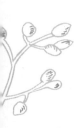

二季采挖,洗净,除去须根,趁鲜剥去外皮或不去外皮,干燥。生用或炒用,以根肥大、色白、质坚实、味苦者为佳。

【别名】 苦桔梗、白桔梗、玉桔梗。

【处方用名】 桔梗、苦桔梗。

【药性】 苦、辛,平。归肺经。

【功效】 宣肺,利咽,祛痰,排脓。

【临床应用】

1. **宣肺利咽为主** 桔梗配甘草:宣肺散邪,利咽开音。桔梗,辛散苦泄,开宣肺气,以利咽开音疗哑;甘草生用凉而泻火,清热解毒消痈肿而利咽喉。代表方:桔梗汤。

桔 梗 汤

桔梗一两　甘草二两

上二味,以水三升,煮取一升,去滓,分温再服。

后世类方:加味甘桔汤(《医学心悟》)。治疗咽喉肿痛,热毒壅盛者,可加射干、马勃等。

2. **祛痰排脓为主** 桔梗配贝母、巴豆:宣肺祛痰排脓。代表方:桔梗白散。

桔 梗 白 散

桔梗、贝母各三分　巴豆一分(去皮,熬,研如脂)

上三味,为散,强人饮服半钱匕,羸者减之。病在膈上着吐脓血,膈下着泻出,若下多不止,饮冷水一杯则定。

后世发展类方:桔梗汤加苇茎汤(《千金要方》),增加消痈祛痰之力。也可加入鱼腥草、冬瓜仁等加强清肺排脓之效。

3. **后世发展,宣肺止咳为主** 桔梗配紫苏叶、苦杏仁或桑叶、菊花等:桔梗辛散苦泄,开宣肺气,止咳祛痰,如风寒者加入紫苏叶、苦杏仁,杏苏散(《温病条辨》),如风热者加入桑叶、菊花等,桑菊饮(《温病条辨》)。

【用法用量】 内服:煎汤,3~10g;或入丸散。

【炮制品】 除去杂质,洗净,润透,切厚片,干燥。一般生用。

【使用注意】 桔梗性升散,凡气机上逆、呕吐、眩晕、阴虚火旺咳血等不宜使用。本品对胃黏膜有一定刺激作用,用量过大可引起恶心呕吐,胃及十二指肠溃疡者慎用。

【参考资料】

1. 古籍摘要 《神农本草经》："主胸胁痛如刀刺,腹满肠鸣幽幽,惊恐气悸。"

《珍珠囊药性赋》："用其有四:止咽痛,兼除鼻塞;利膈气,仍治肺痈;一为诸药之舟楫;一为肺部之引经。"

《本草蒙筌》："开胸膈,除上气壅,清头目,散表寒邪,驱胁下刺痛,通鼻中之塞,咽喉肿痛急觅,逐肺热,住咳,下痰,治肺痈排脓,养血,仍消怒,尤却怔忡。"

2. 现代研究

(1) 化学成分: 桔梗含五环三萜多糖苷,其中三萜皂苷是主要活性成分,主要为桔梗皂苷和远志皂苷等。其他还有多聚糖、有机酸、脂肪油、脂肪酸、植物固醇等,另外还有无机元素及维生素等。

(2) 药理作用: 桔梗皂苷能刺激呼吸道黏膜黏蛋白的释放,增加呼吸道分泌亢进而使痰液易于排出。有抗炎和增强免疫作用,其抗炎强度与阿司匹林相似。水提物能增强巨噬细胞的吞噬功能,增强中性粒细胞的杀菌作用,提高溶菌酶活性。能抑制胃液分泌和抗溃疡,还有降血压、降胆固醇、镇静、镇痛、解热、抗过敏作用。水提物还有保肝作用。本品所含桔梗皂苷有较强溶血作用,故不能注射使用,只宜口服,口服后桔梗皂苷在消化道被水解破坏,而失去溶血作用。

(3) 现代临床应用

1) 治疗小儿病毒性与消化不良性肠炎:用自拟苍术桔梗汤(苍术、白术、桔梗等)治疗小儿病毒性与消化不良性肠炎 136 例,获得满意疗效。

2) 治疗排尿困难:采用大剂量大黄桔梗汤治疗抗精神病药引起的排尿困难 68 例,有效率91%。

海 藻

为马尾藻科植物海蒿子 *Sargassum pallidum*（Turn.）C.Ag. 或羊栖菜 *S. fusiforme*（Harv.）Setch. 的干燥藻体。前者习称"大叶海藻",后者习称"小叶海藻"。夏、秋二季采捞,除去杂质,洗净,切段晒干用。以身干、色黑褐、盐霜少、枝嫩、无砂石者为佳。主产于辽宁、山东、福建、浙江、广东等沿海地区。

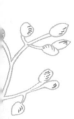

【别名】 蕥、薚、乌菜、海带花、淡海藻、落首、海萝。

【处方用名】 海藻。

【药性】 苦、咸,寒。归肝、胃、肾经。

【功效】 消痰,软坚散结,利水消肿。

【临床应用】

1. **软坚利水** 海藻配牡蛎、泽泻:用于大病瘥后,津液已伤,而从腰以下有水气。是水蓄于阴分也。水蓄阴分,非咸不降。故以牡蛎、泽泻、海藻咸寒之性,入阴软坚。代表方:牡蛎泽泻散。

牡蛎泽泻散

牡蛎(熬) 泽泻 瓜蒌根 蜀漆(洗,去腥) 葶苈(熬) 商陆根(熬) 海藻(洗去咸)各等分

上七味,异捣下筛为散,更入臼中治之,白饮和服方寸匕。小便利,止后服,日三服。

2. **消肿散结** 海藻配香附:主治阴囊肿缒,如升如斗,不痒不痛。得之地气卑湿所生。故江淮之间,湫溏之处,多感此疾。附方:香附二钱,海藻一钱。先香附为末,海藻煎酒,空心调下,并食海藻。

3. **治瘰疬不消** 海藻配猫骨:可治瘰疬不消。如下方。

猫头蹄骨一具(炙酥为末),昆布一两五钱,海藻一两五钱(上二药须洗去盐水晒干)、连翘、黄芩、金银花、穿山甲、枳壳、香附各一两,皂角五钱。

共为细末,以玄参为丸,大如桐子,每服七八十丸,日凡三次,以姜汁送下。

4. **治虚劳损,肾阴肿,疼痛** 海藻配肉苁蓉:用治虚劳损,肾阴肿,疼痛。代表方:海藻丸。

海 藻 丸

海藻一两(洗去咸味) 肉苁蓉三分(酒浸一宿,刮去皱皮,炙干) 牡蛎粉半两 睨香子三分(去苗) 木香半两 沉香半(三)分 天雄三分(炮裂去皮脐) 牛膝半两(去苗) 硫黄半两(细研)

上药。捣罗为末。入硫黄。都研令匀。炼蜜和捣五七百杵。丸如梧桐子大。每服。食前以温酒下三十丸。盐汤下亦得。

5. **治颈卒生结囊,欲成瘿** 海藻配木通:可治颈卒生结囊,欲成瘿。代

表方:木通散。

木 通 散

木通一两(锉)　海藻一两(热洗去咸水)　昆布一两(洗去咸味)　松萝一两
桂心一两　蛤蚧一两(涂酥炙令微黄)　白蔹一两　琥珀一两

上药。捣细罗为散。每服不计时候。以温酒调下二钱。

6.治咽喉气壅闷,渐结成瘿　海藻配贝母:可治咽喉气壅闷,渐结成瘿。
代表方:海藻散。

海 藻 散

海藻一两(洗去咸味)　贝母二两(煨微炒)　土瓜根半两　小麦面半两(炒微黄)

上药。捣细罗为散。每于食后。以温酒调下一钱。

7.治瘿气初结,咽喉中壅闷　海藻配昆布:海藻消痰软坚散结;昆布除
热,消痰软坚。二药配伍,用于气滞痰凝或痰火凝聚之瘰疬痰核。代表方:
昆布丸。

昆 布 丸

昆布一两(洗去咸味)　诃黎勒皮一两　槟榔一两　松萝半两　干姜半两(炮
裂,锉)　桂心半两　海藻一两(洗去咸味)　木通二两(锉)

上药。捣罗为末。炼蜜和丸。如梧桐子大。每于食后。以温酒下
二十丸。

8.瘿气结肿,胸膈不利　海藻配昆布、甘草:用治瘿气结肿,胸膈不利。
代表方:昆布散。

昆 布 散

昆布一两(洗去咸味)　海藻一两(洗去咸味)　松萝一两　细辛一两　半夏一两(汤洗七
遍去滑)　海蛤一两(细研)　甘草一两(炙微赤,锉)　白蔹一两　龙胆二两(去芦头)
土瓜根一两　槟榔一两

上药捣细罗为散。每于食后。以温酒调下二钱。不得用力劳动。

【用法用量】　内服:煎汤,6~12g。

【炮制品】　炙海藻:与生乌豆、紫背天葵同蒸二十四小时,晒干。
净海藻:洗净咸味,焙干。酒海藻:海藻一斤,酒二升,渍数日。治宿食
不消,五鬲痰壅,水气浮肿,脚气,奔豚气,宜蒸炙用。治瘰疬瘿瘤,宜酒

炙用。

【使用注意】 与甘草同用时应谨慎。

【参考资料】

1.古籍摘要 《神农本草经》:"主瘿瘤气,颈下核,破散结气,痈肿癥瘕坚气,腹中上下鸣,下十二水肿。"

《本草纲目》:"海藻,咸能润下,寒能泄热饮水,故能消瘿瘤、结核、阴溃之坚聚,而除浮肿、脚气、留饮、痰气之湿热,使邪气自小便出也。"

2.现代研究

(1)化学成分:碳水化合物、脂肪酸、蛋白质、氨基酸、维生素、矿物质、微量元素、海藻凝集素、酯类、多糖、抗肿瘤物质、动植物细胞生长促进剂、蓝藻毒素及其生物碱、脂多糖、胶须藻素、环缩肽、β-甲基丙噻亲卤化脂肪族化合物、萜类化合物、溴酚化合物、醌醇衍生物、海藻鞣酸、红藻氨酸、昆布氨酸、甜菜碱类、含碘有机化合物、岩藻固醇、二十碳五烯酸、牛磺酸、维生素B_{12}等。

羊栖菜和海蒿子均含褐藻酸、甘露醇、钾、碘等。

海蒿子另含马尾藻多糖、岩藻固醇等。

羊栖菜另含羊栖菜多糖A、羊栖菜多糖B、羊栖菜多糖C及褐藻淀粉。

(2)药理作用:碘化物,对缺碘引起的地方性甲状腺肿有治疗作用,并对甲状腺功能亢进的基础代谢率增高有暂时抑制作用。褐藻酸硫酸酯有抗高脂血症作用,又可降低血清胆固醇及减轻动脉粥样硬化。海藻水浸剂有降血压作用。褐藻酸有类似肝素样作用,表现为抗凝、抗血栓、降低血液黏度及改善微循环作用。羊栖菜对枯草芽孢杆菌有抑制作用。海藻多糖对1型单纯疱疹病毒有抑制作用。

(3)现代临床应用

1)治疗缺血性脑血管病:由海藻中提取的类似肝素作用的藻酸双酯钠(PSS),具有抗凝、降低血液黏度、降低血脂及改善微循环等作用。以2~4mg/kg加入10%葡萄糖500ml中静脉滴注,每日1次,10次为一疗程,总有效率92%。治疗急性脑梗死,总有效率93.2%。

2)治疗甲状腺瘤:海藻玉壶汤,由海藻10g、昆布10g、制半夏10g、陈皮10g、青皮10g、连翘10g、贝母10g、当归10g、川芎10g、独活10g、海带10g、甘草5g组成。每日1剂,水煎2次,分早、晚温服,总有效率88%。

3) 其他多种疾病:海藻配伍甘草和其他活血化瘀、软坚消瘤的药可治疗子宫肌瘤、前列腺增生、腮腺炎、慢性铅中毒、高血压、动脉硬化、脑血管意外、骨结核、骨瘤、肺结核等,均收到良好疗效。

蛤　壳

本品为帘蛤科动物文蛤 *Meretrix meretrix* Linnaeus 或青蛤 *Cyclina sinensis* Gmelin 的贝壳。夏、秋二季捕捞,去肉,洗净,晒干。

【别名】 海蛤、青蛤壳、蛤蜊壳、紫蛤壳。

【处方用名】 蛤壳、煅蛤壳、蛤粉。

【药性】 苦、咸,寒。归肺、肾、胃经。

【功效】 清热化痰,软坚散结,制酸止痛;外用收湿敛疮。

【临床应用】

1. 清热化痰,软坚散结为主　代表方:文蛤散。

文 蛤 散

文蛤五两

上一味杵为散,以沸汤五合,和服方寸匕。

2. 后世发展

(1) 清肺化痰,生津止渴:蛤壳配青黛,文蛤性味咸寒,可养阴润燥而导热下行,则津生而渴止。用于痰火内郁,灼伤肺络之胸痛咳吐痰血。

(2) 软坚散结为主:蛤壳配海藻,软坚散结,用于痰火凝聚之瘰疬痰核、瘿瘤。

【用法用量】 内服:6~15g,先煎,蛤粉包煎。外用:适量,研极细粉撒布或油调后敷患处。

【炮制品】 蛤壳、煅蛤壳。蛤壳味苦、咸。性平。具有清热化痰,软坚散结,制酸止痛的功效。蛤壳偏于软坚散结,用于瘰疬、瘿瘤、痰核等。煅蛤壳易于粉碎,化痰制酸作用增强。用于痰火咳嗽,胸胁疼痛,痰中带血,胃痛吞酸等。外治湿疹,烫伤。

【使用注意】 脾胃虚寒者慎服。

【参考资料】

1. 古籍摘要　《神农本草经》:"主咳逆上气,喘息,烦满,胸痛寒热。"

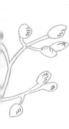

《药性论》:"治水气浮肿,下小便,治嗽逆上气,项下瘤瘿。"

《新修本草》:"主十二水满急痛,利膀胱、大小肠。"

《本草纲目》:"清热利湿,化痰饮,消积聚,除血痢,妇人血结胸,伤寒反汗,搐搦,中风瘫痪。"

2. 现代研究

(1) 化学成分:文蛤和青蛤的贝壳均含碳酸钙、壳角质、氨基酸等。另含钠、铝、铁、锶等。

(2) 药理作用:具有抗衰老作用,能明显降低动物过氧化脂质含量,明显提高超氧化物歧化酶活性。另有抗炎作用,其与昆布、海藻、牡蛎的组方能抑制大鼠肉芽组织增生,对小鼠冰醋酸致急性腹膜炎有显著抑制效果。

(3) 现代临床应用

1) 蛤粉配雄黄、乳香、没药、冰片等研末。涂在消毒带线棉球上,置阴道内,治宫颈糜烂有效。

2) 蛤粉配冰片、雄黄研末,菜油调涂阴道壁上,治疗真菌性阴道炎效佳。

3) 煅蛤粉配煅石膏、青黛、黄柏、轻粉极细末,香油、茶水调敷,外裹塑料布,治疗银屑病 51 例,总有效率为 96.1%。治疗带状疱疹、黄水疮、小儿脓疱病、化疗后溃疡、组织坏死亦有良效。

3. 不良反应 过量服用可能导致中毒,表现为恶心或呕吐或腹泻症状,严重者可能发生头晕或昏迷。

苦 杏 仁

本品为蔷薇科植物山杏 *Prunus armeniaca* L. var. *ansu* Maxim.、西伯利亚杏 *Prunus sibirica* L.、东北杏 *Prunus mandshurica*(Maxim.)Koehne 或杏 *Prunus armeniaca* L. 的干燥成熟种子。夏季采收成熟果实,除去果肉和核壳,取出种子,晒干。主产于我国东北、华北、西北及长江流域各地。

【**别名**】 杏仁、北杏仁、光杏仁、杏仁泥。

【**处方用名**】 苦杏仁、炒苦杏仁、焯苦杏仁。

【**药性**】 苦,微温;有小毒。归肺、大肠经。

【**功效**】 止咳平喘,润肠通便。

【临床应用】

1. 止咳平喘为主

(1) 苦杏仁配麻黄：降利肺气平咳喘。苦杏仁味苦,降利肺气平喘咳。麻黄,药性辛、微苦、微温,能宣肺平喘,利水消肿。苦杏仁宣降肺气,协同麻黄平喘。代表方:麻黄杏仁甘草石膏汤、麻黄汤。

麻黄杏仁甘草石膏汤

麻黄四两(去节)　杏仁五十个(去皮尖)　甘草二两(炙)　石膏半斤(碎,绵裹)

上四味,以水七升,煮麻黄,减二升,去上沫,纳诸药,煮取二升,去滓,温服一升。

(2) 在麻黄汤中苦杏仁与麻黄配伍应用宣肺降气平喘止咳。麻黄汤用于外感风寒表实证,是由于外寒束表,表闭阳郁,阳气不得宣泄所致,恶寒为寒邪袭表,卫阳被伤,温煦肌肤的功能失司所致。在此方中麻黄为君药,发汗解表解,卫气闭郁;在此方中苦杏仁可降利肺气与麻黄配伍一宣一降,以恢复肺气的宣降,增强宣肺平喘之功。

麻 黄 汤

麻黄三两(去节)　桂枝二两(去皮)　甘草一两(炙)　杏仁七十个(去皮尖)

上四味,以水九升,先煮麻黄,减二升,去上沫,内诸药,煮取二升半,去滓,温服八合。覆取微似汗,不须啜粥,余如桂枝法将息。

(3) 在《伤寒论》中的大陷胸丸中也加了苦杏仁,此方主症是项亦强如柔痉状,是由于水热互结于胸膈,导致项部经脉受阻,津液不布,经脉失养而出现颈项拘紧类似痉病。此方所治病证病位偏上,故用苦杏仁宣利肺气,葶苈子泻肺利水,使肺气宣达,药力能走行于上,水之上源畅通,则高处之邪可去。

大陷胸丸

大黄半斤　葶苈子半升(熬)　芒硝半升　杏仁半升(去皮尖,熬黑)

上四味,捣筛二味,纳苦杏仁、芒硝,合研如脂,和散,取如弹丸一枚;别捣甘遂末一钱匕,白蜜二合,水二升,煮取一升,温顿服之,一宿乃下,如不下,更服,取下为效,禁如药法。

2. 后世发展,润肠通便为主　由于本品质润多油脂,有降气润肠的功效,可通利大便,为作用平和的润肠通便药。治疗肠燥便秘常与柏子仁、郁

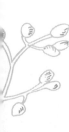

李仁等润肠药配伍使用;治疗老年血虚津枯、妇女产后血虚便秘,常与当归、生地黄、火麻仁等养血润燥之品同用。

【用法用量】 内服:煎服,3~10g,宜打碎入煎剂,或入丸、散。

【炮制品】

1.燀苦杏仁 取苦杏仁,除去杂质,置沸水中,加热至种皮膨胀,捞出,在冷水中略泡,捞起,搓开种皮,干燥,簸去种皮。用时捣碎。

2.炒苦杏仁 取燀后去皮的苦杏仁,置锅内,文火炒至黄色,略带焦斑,有香气时,取出,放凉,用时捣碎。苦杏仁炒后可去小毒,兼具温肺之功,多用于肺寒久咳。

【使用注意】 阴虚喘咳及大便溏泄者忌用。本品有小毒,用量不宜过量,以免中毒。

【参考资料】

1.古籍摘要 《神农本草经》:"主咳逆上气雷鸣,喉痹,下气,产乳金疮,寒心奔豚。"

《本草拾遗》:"杀虫。以利咽喉,去喉痹、痰唾、咳嗽、喉中热解生疮。"

《珍珠囊药性赋》:"除肺热,治上焦风热,利胸膈气逆,润大肠气秘。"

2.现代研究

(1) 化学成分:本品含苦杏仁苷及脂肪油、蛋白质、各种游离氨基酸。尚含有苦杏仁酶、苦杏仁苷酶、绿原酸、肌醇、苯甲醛、芳樟醇。

(2) 药理作用:苦杏仁中含有苦杏仁苷,苦杏仁苷在体内能被肠道微生物酶或苦杏仁本身所含的苦杏仁酶水解,产生微量的氢氰酸与苯甲醛,对呼吸中枢有抑制作用,达到镇咳、平喘作用。苦杏仁苷在经酶作用分解形成氢氰酸的同时,也产生苯甲醛,后者可抑制胃蛋白酶的活性,从而影响消化功能。苦杏仁油还有驱虫、杀菌作用,体外试验对人蛔虫、蚯蚓有杀死作用,并对伤寒、副伤寒沙门菌有抗菌作用。

(3) 现代临床应用

1) 治疗慢性咽炎:苦杏仁炒干粉碎,加红糖搅匀服,治疗气滞痰郁的慢性咽炎效果好。

2) 治疗老年性皮肤瘙痒症:取苦杏仁和猪脂(鲜猪油)各等分,共捣如泥,用布包擦拭患处,一日2~3次。治疗老年皮肤瘙痒症效佳。

3.不良反应 苦杏仁有小毒,其毒性来源于其所含的苦杏仁苷被共存的苦杏仁苷酶水解后产生的氢氰酸。氢氰酸被人体吸收后与组织细胞的含铁呼吸酶结合,抑制细胞色素氧化酶的活性而引起组织窒息,使延髓各生命中枢先抑制后麻痹。食入苦杏仁后 1~2 小时即可出现中毒反应,轻者头痛、头晕、乏力、恶心,一般 4~6 小时后症状逐渐消失;重者出现腹痛、腹泻、瞳孔散大、对光反射消失、呼吸急促或缓慢而不规则,最后因呼吸中枢麻痹而死亡。儿童食用生苦杏仁 10~20 粒,成人食用生苦杏仁 40~60 粒有可能中毒死亡,致死量约 60g。因苦杏仁口服后在胃肠分解出氢氰酸,口服毒性比静脉注射大。

葶苈子

为十字花科植物播娘蒿 *Descurainia sophia* (L.) Webb. ex Prantl. 或独行菜 *Lepidium apetalum* Willd. 的干燥成熟种子。前者习称"南葶苈子",后者习称"北葶苈子"。夏季果实成熟时采割植株,晒干,搓出种子,除去杂质。

【别名】 葶苈、甜葶苈、苦葶苈。

【处方用名】 葶苈子、炒葶苈子、南葶苈子。

【药性】 辛、苦,大寒。归肺、膀胱经。

【功效】 泻肺平喘,行水消肿。

【临床应用】

1. **泻热平喘为主** 葶苈子配大黄:清泻肺热平咳喘。代表方:大陷胸丸。

(1) **葶苈子配大黄**:葶苈子辛苦大寒,功可泻肺平喘,利水消肿;大黄苦寒,功可泻下攻积,清热泻火。二药配伍,增强降泻痰水逆气之力,用于结胸喘满或腹水肿满。

大陷胸丸

大黄半斤　葶苈子半升(熬)　芒硝半升　杏仁半升(去皮尖,熬黑)

上四味,捣筛二味,纳苦杏仁、芒硝,合研如脂,和散,取如弹丸一枚,别捣甘遂末一钱匕,白蜜二合,水二升,煮取一升,温顿服之。一宿乃下,如不下,更服,取下为效。

(2) **后世类方**:大黄丸(《外台秘要》卷二十引《古今录验》)、大黄葶苈丸(《普济方》)。

2. **泻痰行气平喘为主** 葶苈子配大枣:泻肺平喘而不伤正气。

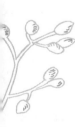

葶苈子入肺经,辛散苦降,功专降泻肺气,以宣上窍而通下窍,有泻肺平喘,利水消肿之功;大枣甘缓补中,能培补脾胃,顾护中气,与葶苈子合用,既能以甘缓和葶苈子峻猛之性,使泻肺而不伤正,又可培土利水,佐葶苈子利水消肿。二药合用,一峻一缓,一补一泻,以缓制峻,以补助泻,共奏泻痰行水,下气平喘之功。代表方:葶苈大枣泻肺汤。

葶苈大枣泻肺汤

葶苈(熬令色黄,捣丸如弹子大)　大枣十二枚

上先以水三升,煮枣取二升,去枣,纳葶苈子,煮取一升,顿服。

3. 后世发展

(1) 泻肺平喘,利水消肿为主:葶苈子与桑白皮是临床常用的药对。前者性味苦辛大寒,后者性味甘寒,两者均具泻肺平喘,利水消肿之功,两相结合,协同增效。临床用于:①肺热喘咳或痰涎壅盛于肺,喘咳不得平卧;②各种水肿,如风水、皮水、胸腹积水、悬饮,小便不利。

(2) 止咳平喘为主:葶苈子与苦杏仁均属止咳平喘药,前者泻肺清热平喘咳,后者降肺气之中兼宣肺之功而达止咳平喘,两者合用,为治咳喘之重要配对。再者,肺主行水,通调水道。肺失宣降,水道不利,水停于中,泛溢于外,则水肿腹胀。葶苈子泻肺行水,苦杏仁宣降肺气,两药合伍,则水道通调,腹大水肿可消。临床用于痰涎壅盛之咳嗽气喘;水肿腹水。后世《圣济总录》葶苈散,主治水肿腹水。

(3) 泻水逐瘀为主:葶苈子辛苦大寒,功可泻肺平喘,行水消肿;桃仁苦甘性平,功可活血祛瘀。两者配伍,泻水逐瘀。临床用于瘀血、水饮所致的各种病证。后世《圣济总录》葶苈丸。

【用法用量】 内服:煎汤,3~10g,包煎;研末服,3~6g。

【炮制品】 葶苈子生品力速而较猛,降泄肺气作用较强,长于利水消肿,宜于实证,用于胸水积滞和全身水肿;葶苈子炒后药性缓和,免伤肺气,可用于实中夹虚的患者,多用于咳嗽喘逆,腹水胀满。

【使用注意】 过量使用可引起中毒,表现为面色口唇苍白、出冷汗、呼吸困难、心音低、血压下降。解救措施:给予抗过敏、抗休克治疗,必要时对症处理。程度轻者,停药后自行缓解。

【参考资料】

1. 古籍摘要 《神农本草经》:"主癥瘕积聚结气,饮食寒热,破坚逐邪,

通利水道。"

《名医别录》:"下膀胱水,伏留热气,皮间邪水上出,面目浮肿。身暴中风热痱痒,利小腹。"

《开宝本草》:"疗肺痈上气咳嗽,定喘促,除胸中痰饮。"

2. 现代研究

(1) 化学成分:播娘蒿种子含有强心苷类,如毒毛旋花苷配基、伊夫单苷、葶苈子苷、伊夫双苷。异硫氰酸类,有葡萄糖异硫氰酸盐的降解产物、异硫氰酸苄酯、异硫氰酸烯丙酯、异硫氰酸丁烯酯。脂肪油类,油中主要含亚麻酸、亚油酸、油酸、芥酸、棕榈酸、硬脂酸。独行菜的种子含芥子苷、脂肪油、蛋白质、糖类。

(2) 药理作用:两种葶苈子提取物,均有强心作用,能使心肌收缩力增强,心率减慢,对衰弱的心脏可增加输出量,降低静脉压。尚有利尿作用。葶苈子的苄基芥子油具有广谱抗菌作用,对酵母菌等 20 种真菌及数十种其他菌株均有抗菌作用。

(3) 现代临床应用

1) 治疗顽固性心力衰竭:每日用葶苈子末 3~6g,分 3 次饭后服,心力衰竭症状 2~3 周减轻或消失,未见不良反应,随访 2 个月无复发。

2) 治疗尿路结石:通淋排石方剂中加用葶苈子 15~20g,治多例尿路结石患者有更好疗效。

3) 治疗高脂血症:用葶苈子降血脂胶囊(葶苈子、山楂、茵陈蒿等)治疗高脂血症,疗效确切。

3. 不良反应 可见胸闷憋气、恶心呕吐、心慌,继之皮肤瘙痒、烦躁不安,颈项胸腹布满皮疹。

蜀　漆

为虎耳草科植物常山 Dichroa febrifuga Lour. 的嫩枝叶。分布于陕西、甘肃、河南、湖北、四川、贵州等地。夏季采收,晒干。

【**别名**】 鸡尿草、鸭尿草、七叶。

【**处方用名**】 蜀漆、常山苗等。

【**药性**】 味苦、辛,温。归肝经。

【**功效**】 祛痰,截疟。

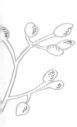

【临床应用】

1. 助阳,祛痰,截疟为主　蜀漆配云母,龙骨。代表方:蜀漆散。

(1) 蜀漆祛痰截疟:云母、龙骨助阳扶正,镇逆安神。合用有助阳、祛痰、截疟之效。

蜀漆乃常山之苗,功能治疟,不用根而用苗者,取其性多升发,能透阳气于上之义,且散邪既速,破气亦轻,借之以攻坚,而不必虑其损元气也。云母,即阳起石之根,性温而升,最能祛湿运痰。龙骨,得天地纯阳之气以生,藏时多,见时少。其性至动而能静,故能引逆上之火、泛滥之水,而归其宅,为治痰之神品;亦可收敛浮越之正气,而不敛邪气,所以,张仲景于伤寒之邪气未尽者亦用之。

蜀　漆　散

蜀漆(洗去腥)　云母(烧二日夜)　龙骨等分

上三味,杵为散。来发前以浆水调服 3g,临发时服 6g。

(2) 蜀漆散是《伤寒杂病论》中治疗阳郁牡疟证的重要基础方,可以治疗疟疾、猩红热、病毒性感染、原因不明性发热等,原方由蜀漆、云母、龙骨等所组成。《神农本草经》云:"蜀漆主疟及咳逆,寒热,腹中症坚,痞结,积聚邪气蛊毒;云母主身皮死肌,中风寒热,如在车船上,除邪气,安五脏,益子精,明目;龙骨主咳逆,泄痢脓血,女子漏下,症瘕坚结,小儿热气惊痫。"

解读"疟多寒":根据张仲景设蜀漆散方药组成而归纳总结"疟多寒",以此得知"疟多寒"的病变证机是痰热郁遏,阳气不能外达,病证表现虽以恶寒为主,但病变证机则是以热伏阳郁为主,治当清热涤痰通阳。

解读"名曰牡疟":张仲景论"牡疟"的目的是突出阳郁牡疟证的表现以寒为主,病证表现与病变证机在特定情况下不完全一致。运用张仲景论"牡疟"理论指导临床实践,即阳郁牡疟证有类似疟病寒证,对此必须同中求异,不能被类似现象所迷惑。运用蜀漆散,临床以寒热交作,头痛,口腻,舌质红,苔黄腻,脉弦或紧或沉为审证要点,可能伴随有寒多热少,或口渴,或发热恶寒,或胸闷,或脘痞,或神疲体倦,或全身酸困等症状。在治疗过程中不必一一对应,只要审明病变证机,即可选用之。痰气阻结,阳气郁滞,正邪交争,则发热恶寒,寒多热少;正气欲祛邪于外,又不能祛邪于外,则汗出热解移时又作;痰阻气机,则胸闷,脘痞;痰气既扰心又困阻,则神疲体倦,全身酸困;口中和,苔腻或黄,脉弦均为阳郁牡疟之征。其治当通阳化痰,除疟安神。

解读"临发时服"。《素问·疟论篇》言:"方其盛时必毁,因其衰也,事必大昌,此之谓也。夫疟之未发也,阴未并阳,阳未并阴,因而调之,真气得安,邪气乃亡。故工不能治其已发为其气逆也。"此现今临床一直遵循的截疟服药方法。

2. 镇惊安神为主　蜀漆配龙骨、牡蛎:镇惊安神。代表方:桂枝去芍药加蜀漆牡蛎龙骨救逆汤。

桂枝去芍药加蜀漆牡蛎龙骨救逆汤

桂枝三两(去皮)　甘草二两(炙)　生姜三两(切)　大枣十二枚(擘)　牡蛎五两(熬)　蜀漆三两(去腥)　龙骨四两

以水一斗二升,先煮蜀漆减二升,纳诸药,煮取三升,去滓,温服一升。

本方由桂枝汤去芍药加蜀漆和大剂量牡蛎、龙骨组成。方中桂枝汤去芍药之酸柔,以求气机流畅;桂枝甘草温通心阳以复其虚;佐生姜、大枣振奋中焦营卫生化之源,并助桂枝甘草温复阳气;蜀漆涤痰散邪,通畅神明之路;龙骨、牡蛎重镇潜敛心阳,安定心神。

【使用注意】　凡正气虚弱,久病体弱者慎服。

【参考资料】

1. 古籍摘要　《本经逢原》:"蜀漆,即常山之苗,故《本经》治疟,及咳逆寒热,积聚蛊毒,功效与之相类。"

《神农本草经》:"主疟及咳逆寒热,腹中症坚痞结,积聚邪气蛊毒。"

《名医别录》:"疗胸中邪结气,吐出之。"

《药性论》:"主治瘴疟多时不瘥,去寒热疟。治温疟寒热。"

2. 现代研究

(1) 化学成分:含各种常山碱、4-喹唑酮、伞形花内酯等。

(2) 药理作用:有抗疟、抗原虫、催吐、解热、降血压等作用;对子宫有兴奋作用;有抗肿瘤作用。

(3) 现代临床应用

1) 抗疟:为中医药治疟的要药,历代医家广泛应用常山治疗各种疟病。现代实践认为,常山对治疗间日疟和三日疟有疗效,可作为主要控制症状的抗疟药使用。

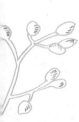

2）涌吐：胸中痰饮本品性善上行，单服或配伍他药内服治疗胸中痰饮有效。

3）阳郁痰结夹虚证：夜间低热，手足心热，心烦急躁，口干但不欲多饮水，倦怠乏力，舌质红，苔黄厚腻，脉沉弱。其治当通阳化痰，清热益气，处方以蜀漆散与竹叶石膏汤合方：蜀漆 12g、云母 12g、龙骨 12g、淡竹叶 20g、石膏 48g、生半夏 12g、麦冬 24g、红参 6g、炙甘草 6g、粳米 12g。6 剂，以水 800~1 000ml，浸泡 30 分钟，大火烧开，小火煎煮 40 分钟，每次服用 150ml；第 2 次煎煮 15 分钟；第 3 次煎煮若水少可酌情加水，煎煮 15 分钟，每日 1 剂，分 3 服用。

4）郁热痰夹气虚证：舌质淡红，苔腻黄白夹杂，脉沉弱，治当清泻郁热，益气化痰，处方给予蜀漆散、大柴胡汤与桂枝新加汤合方：蜀漆 6g、云母 6g、龙骨 6g、柴胡 24g、黄芩 10g、白芍 12g、生半夏 12g、生姜 15g、枳实 4g、大枣 12 枚、大黄 6g、桂枝 10g、红参 10g、炙甘草 6g。6 剂，每日 1 剂，水煎服，第 1 次煎药水开后文火煮 40 分钟，第 2 次煎药水开后文火煮 30 分钟，合并每日分早中晚 3 次服用。

5）痰热阳虚，心肾不交证：症见心悸，心烦，失眠，多梦，头沉，耳鸣，倦怠乏力，手足不温，怕冷，口苦口腻，舌红少苔，脉沉细弱，治当清热化痰，温阳散寒，交通心肾。给予蜀漆散、黄连阿胶汤与茯苓四逆汤合方：蜀漆 6g、云母 6g、龙骨 24g、黄连 12g、黄芩 10g、白芍 10g、阿胶 6g、鸡子黄 2 枚(冲服)、生附子 5g、干姜 5g、红参 3g、茯苓 12g、炙甘草 6g。6 剂，每日 1 剂。

第十一节　平肝息风药

牡　蛎

为牡蛎科动物长牡蛎 *Ostrea gigas* Thunberg、大连湾牡蛎 *Ostrea talienwhanensis* Crosse 或近江牡蛎 *Ostrea rivularis* Gould 的贝壳。全年均可采收，去肉，洗净，晒干。

【别名】 左牡蛎。

【处方用名】 牡蛎、煅牡蛎。

【药性】 咸，微寒。归肝、胆、肾经。

【**功效**】 重镇安神,潜阳补阴,软坚散结。

【**临床应用**】

1. 敛神止惊 牡蛎配龙骨:敛神止惊。代表方:桂枝甘草龙骨牡蛎汤。

龙骨味甘、涩,性平。入心、肝、肾经。本品质重,黏涩。功能平肝益阴,潜敛浮阳,镇惊安神,敛汗固精,止血涩肠。牡蛎味咸,微寒。入肝、脾、肾经。功能潜阳固精,镇惊安神,软坚化痰散结等。两者相伍,龙骨益阴而能潜上越之浮阳,牡蛎益阴而能摄下陷之沉阳,使阴液得补,阳气得潜,心神得安。龙骨、牡蛎均具收涩之性,若生用时,收敛之中仍有开通之力,若煅用则收涩之性增强。两者相互促进,固经止带,止血,止汗功倍。二药配伍有滋阴潜阳,镇静安神,益阴固精,止血止带之功。

桂枝甘草龙骨牡蛎汤

桂枝一两(去皮) 甘草二两(炙) 牡蛎二两(熬) 龙骨二两

上四味,以水五升,煮取二升半,去滓,温服八合,日三服。

本方是桂枝甘草汤加龙骨牡蛎而成。太阳表证,治疗应用发汗的方法。用火烤、火熏、火针等治疗,使邪不得外出,而且伤害人体津液,因此这种治疗称为火逆。火逆后如表证不解仍应用桂枝汤治疗,但又错用下法更伤津液,使心阳受损,心神烦扰而致烦躁不安。此处之烦躁,既有表不解之烦,又有亡阳欲惊之躁,故使用"桂枝甘草以复心阳之气,牡蛎龙骨以安烦乱之神",其中龙骨、牡蛎,涩可固脱,重镇收涩,效浮越之阳,敛神气而除烦躁也,诸药合用,阴阳相济,标本同治,可达安神止烦之效。

2. 疏肝软坚 牡蛎配柴胡:疏肝软坚。代表方:柴胡加龙骨牡蛎汤。

柴胡味苦、辛,性微寒。入心包络、肝、三焦、胆经。柴胡清解少阳胆热,调畅气血,疏肝解郁,偏于疏散与升达。牡蛎咸寒,益阴潜阳,收效固涩,软坚散结,偏于收敛与固藏,并能潜阳安神。二药伍用,一升一降,一敛一散,相互制约,相互促进,调和气血,疏肝软坚,治疗少阳胆热,心神不安证。牡蛎与柴胡配伍用于柴胡桂枝干姜汤、柴胡加龙骨牡蛎汤、小柴胡汤加减方。

柴胡加龙骨牡蛎汤

柴胡四两 龙骨、黄芩、生姜(切)、铅丹、人参、桂枝(去皮)、茯苓各一两半 半夏二合半(洗) 大黄二两 牡蛎一两半(熬) 大枣六枚(擘)

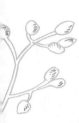

上十二味,以水八升,煮取四升,内大黄,更煮一两沸,去滓,温服一升。

《伤寒论》少阳病兼变证第107条言:"伤寒八九日,下之,胸满烦惊,小便不利,谵语,一身尽重,不可转侧者,柴胡加龙骨牡蛎汤主之。"

本云柴胡汤,今加龙骨等。伤寒八九日,病已传少阳,医者误用下法,症见胸满,则知柴胡证还未罢。湿热上结,故烦惊而小便不利。胃不和,故谵语。水气外溢,故一身尽重而不可转侧。《伤寒论》少阳篇有"胸中满而烦者,不可吐下,吐下则悸而惊"。本条为太阳表证误治,邪气内陷所致的表里同病,虚实错杂之"坏病",此条三阳证见,但以少阳病证为主,为误下少阳柴胡证。又由于烦惊谵语之治,则本方可用于精神不安、狂痫类病。故治宜和解泄热,镇惊安神,本方为小柴胡汤(和解少阳枢机)去甘草,加桂枝、茯苓助太阳气化而行津液,通利三焦而利小便,大黄泻阳明之热和降胃腑止谵语,龙骨、牡蛎、铅丹重镇安神,坠痰重镇,以治惊惕不安,敛魂而镇逆也。如此寒温并用,攻补兼施,使错杂之邪从内外尽解,既能和解达邪,又能重镇安神。

3. 软坚散结 牡蛎配天花粉:软坚散结,养阴生津。代表方:柴胡桂枝干姜汤。

天花粉味苦、微甘,性寒。入肺、胃经。清热养阴,生津止渴,善于治疗阴虚邪热内生。牡蛎收敛阴津,清退内热,善于治疗虚热从内而生。牡蛎与天花粉均有益阴生津的作用,牡蛎偏于收敛阴津,避免阴津耗散;天花粉偏于养阴止渴,并有助于阴津生化有源。二药配伍用于栝楼牡蛎散,在方中相互为用,既有利于阴津得以内守,又有利于阴津得以生化,以治疗阴虚热证。

柴胡桂枝干姜汤

柴胡半斤 桂枝三两(去皮) 干姜二两 天花粉四两 黄芩三两 牡蛎二两(熬) 甘草二两(炙)

上七味,以水一斗二升,煮取六升,去滓,再煎取三升,温服一升,日三服。初服微烦,复服,汗出便愈。

方中柴胡与黄芩合用,和解少阳;天花粉与牡蛎合用养阴生津,化痰散结;桂枝、干姜、蜜甘草合用,振奋中阳,温化寒饮。诸药合用,共奏和解少阳,温化寒饮之功。

临证加减:便溏重者,重用干姜,并减轻黄芩用量;口苦重者,加重黄芩用量,且减少干姜用量;寒重者,加炮附片。

4.**泄水渗湿** 牡蛎配泽泻:清热除湿,利水消肿。代表方:牡蛎泽泻散。

泽泻味甘、淡,性寒。入肾、膀胱经。泽泻最善利水渗湿,通利水道,以使水气从小便而去,又因其性寒能泻肾经之火、膀胱之热。牡蛎味咸,性微寒。入肝、胆、肾经。长于敛阴固涩,软坚散结。二药配伍使用于牡蛎泽泻散中,清金而泻湿,起到清热除湿,利水消肿之功。

牡蛎泽泻散

牡蛎(熬) 泽泻、蜀漆(暖水洗,去腥) 葶苈子(熬) 商陆根(熬) 海藻(洗,去咸) 天花粉各等分

上七味,异捣,下筛为散,更于臼中治之,白饮和服方寸匕,日三服。小便利,止后服。

《伤寒论》辨阴阳易差后劳复病篇第395条:"大病差后,从腰以下有水气者,牡蛎泽泻散主之。"水气,指水饮邪气。其表现当以小便不利,或肿满为特点。本证当属实证。以药测证,当属湿热壅滞,膀胱不泻,水蓄于下的水肿。治宜逐水清热,软坚散。本方以逐水清热、化痰、散结为主。方中牡蛎、海藻、天花粉、蜀漆都是化痰软坚散结药,可见泄水气是通过软坚散结化痰来达到利水肿的效果。本证的水肿与痰结有密切的关系,不化痰则水肿难消。张仲景提出了化痰利水消肿的治疗方法,对于一些顽固性水肿,化痰与逐水并用是一种选择。

【**用法用量**】 内服:煎汤,9~30g;宜打碎先煎。外用:适量。收敛固涩宜煅用,其他宜生用。

【**炮制品**】 牡蛎具有重镇安神,潜阳补阴,软坚散结的功效,用于惊悸失眠,眩晕耳鸣,瘰疬痰核,癥瘕痞块;煅后增强了收敛固涩作用,用于自汗盗汗,遗精崩带,胃痛吐酸。

【**使用注意**】 本品微寒,脾胃虚寒者慎用。

【**参考资料**】

1.**古籍摘要** 《神农本草经》:"惊恚怒气,除拘缓,鼠瘘,女子带下赤白。"

《海药本草》:"主男子遗精,虚劳乏损,补肾正气,止盗汗,去烦热,治伤寒热痰,能补养安神,治孩子惊痫。"

《本草备要》:"咸以软坚化痰,消瘰疬结核,老血疝瘕。涩以收脱,治遗精崩带,止嗽敛汗,固大小肠。"

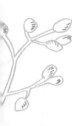

2. 现代研究

(1) 化学成分：本品含碳酸钙、磷酸钙及硫酸钙，并含铜、铁、锌、锰、锶、铬等微量元素及多种氨基酸。

(2) 药理作用：牡蛎粉末动物实验有镇静、抗惊厥作用，并有明显的镇痛作用；煅牡蛎可明显提高抗实验性胃溃疡活性；牡蛎多糖具有降血脂、抗凝、抗血栓等作用。

(3) 现代临床应用：用牡蛎粉治疗肺结核盗汗，一般服药 2~3 剂后盗汗消失。

赭 石

为三方晶系氧化物类矿物赤铁矿 Haematitum 的矿石。主产于山西、河北、河南、山东等。

【**别名**】 代赭石。

【**处方用名**】 煅赭石、赭石。

【**药性**】 苦，寒。归肝、心经。

【**功效**】 平肝潜阳，重镇降逆，凉血止血。

【**临床应用**】

1. 降气化痰止呕为主

(1) 赭石配旋覆花：旋覆花能下气消痰，降逆止呕；赭石质重沉降，镇肺胃冲气上逆。二药伍用，宣降合法，共奏镇逆降气，化痰平喘，消痞止呃之功。代表方：旋覆代赭汤。

旋覆代赭汤

旋覆花三两　代赭石一两　人参二两　生姜五两(切)　半夏半升(洗)　甘草三两(炙)　大枣十二枚(擘)

上七味，以水一斗，煮取六升，去滓再煎，取三升，温服一升，日三服。

(2) 赭石配百合，滑石：滑石可利水泻湿而兼分利湿热，百合养肺胃之阴，赭石降胃气之逆，三药配伍可调节情志，治疗胃失和降，情志不畅，阴虚与湿热并见之证。代表方：滑石代赭汤。

滑石代赭汤

百合七枚(擘)　滑石三两(碎，绵裹)　代赭石一枚(如弹丸大，碎，绵裹)

先以水洗百合，渍一宿，当日沫出，去其水，更以泉水二升，煎取一升，去滓，别以泉水二升煎滑石、赭石,取一升,去滓,后合和,重煎取一升五合,分温服。

2.后世发展,重镇潜阳,平肝息风为主

（1）**赭石配青黛、龙胆**:赭石可镇逆止呕,青黛、龙胆能清肝胆热,三者合用可治疗胃气上逆,胆火上冲之证。代表方:镇逆汤。

<h1 style="text-align:center">镇 逆 汤</h1>

生赭石六钱(轧细)　青黛二钱　清半夏三钱　生杭芍四钱　龙胆草三钱吴茱萸一钱　生姜二钱　野台参二钱

（2）**赭石配龙骨、牡蛎**:潜镇风阳,降逆平冲。如建瓴汤(《医学衷中参西录》):生怀山药30g、怀牛膝30g、生赭石24g(轧细)、生龙骨18g(捣细)、生牡蛎18g(捣细)、生怀地黄18g、生杭芍12g、柏子仁12g。磨取铁锈浓水,煎上药服。

【**用法用量**】　内服:煎汤,10~30g,宜先煎;或入丸散,每次1~3g。外用:适量。

【**炮制品**】　赭石具有平肝潜阳,重镇降逆,凉血止血的功能,用于眩晕耳鸣、呕吐、噫气、呃逆、喘息,以及血热所致的吐血、衄血;煅赭石降低了苦寒之性,增强入心肝血分之止血作用,用于吐血、衄血及崩漏等证。故降逆、平肝宜生用,止血宜煅用。

【**使用注意**】　孕妇慎用。因含微量砷,故不宜长期服用。

【**参考资料**】

1.古籍摘要　《神农本草经》:"腹中毒邪气,女子赤沃漏下。"

《本草汇言》:"主带下百病,难产,胞衣不出,堕胎,养血气,除五脏血脉中热。"

《医学衷中参西录》:"能生血兼能凉血,而其质重坠,又善镇逆气,降痰涎,止呕吐,通燥结。治吐衄之证,当以降胃为主,而降胃之药,实以赭石为最效。"

2.现代研究

（1）**化学成分**:本品主含三氧化二铁(Fe_2O_3)。正品钉头赭石含铁60%以上,并含镉、钴、铬、铜、锰、镁等多种元素;尚含对人体有害的铅、砷、钛。

（2）**药理作用**:本品对肠道有兴奋作用,可使肠蠕动亢进;所含铁质能促进红细胞及血红蛋白的新生;对中枢神经系统有镇静作用。

（3）**现代临床应用**:治疗腹部术后顽固呃逆,用赭石30~60g研细末,水煎取浓汁100ml,分3次口服,一般服药3小时后可使呃逆症状明显减少或消失。

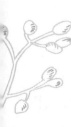

第十二节 补 虚 药

白 术

白术为菊科植物白术 *Atractylodes macrocephala* Koidz. 的干燥根茎。主产于浙江、湖北、湖南等地。以浙江於潜产者最佳,称为"於术"。冬季采收,烘干或晒干,除去须根,切厚片。生用或土炒、麸炒用。以个大、质坚实、断面色黄白、香气浓者为佳。

【别名】 于术。

【处方用名】 白术、焦白术、土炒白术、麸炒白术、白术炭。

【药性】 甘、苦,温。归脾、胃经。

【功效】 健脾益气,燥湿利尿,止汗,安胎。

【临床应用】

1. 以益气固表止汗为主 白术配黄芪、防风:白术助黄芪益气固表止汗。代表方:玉屏风散。

方中黄芪甘温,归肺、脾经,"入肺补气,入表实卫,为补气诸药之最",内可大补脾肺之气,外可固表止汗,且黄芪能增强机体的免疫功能;白术健脾益气,助黄芪益气固表止汗,并可培土生金,以其与防风、黄芪相伍,用于治疗表虚自汗,易感风邪。二药合用,使气旺表实,则汗不外泄,邪亦不易内侵。佐以防风走表而散风邪,合黄芪、白术则以扶正为主,兼以祛邪,加之以五味子、乌梅为伍收敛固涩,亦无过汗之偏。诸药合用,使补中兼疏,散中寓收,效果显著。

玉屏风散

防风、黄芪各一两 白术二两

研末,每服三钱,水一盏半,姜三片,煎服。(现代用法:研末,每日 2 次,每次 6~9g,开水送服。亦可按原方用量比例酌减煎服)

2. 以散寒除湿为主 白术配麻黄:并行表里之湿。代表方:麻黄加术汤。

麻黄加术汤治"湿家身烦疼",风湿在表,可用汗法,但有湿邪又不宜过汗,故用麻黄加白术为宜。麻黄得白术,虽发汗但不致过汗;白术得麻黄,能并行表里之湿,两者相得益彰,最为适合病情。

麻黄加术汤

麻黄三两(去节)　桂枝二两(去皮)　甘草一两(炙)　杏仁七十个(去皮尖)　白术四两

上五味,用水900ml,先煮麻黄,去上沫,纳诸药,煮取250ml,去滓,温服150ml,覆被取微汗。

3. 以健脾养血为主　白术在血补血,在气补气。白术补血作用乃是通过间接补血,而非直接补血,补血功能是通过补气以生血,血有气化生成之基;若欲显示白术补血之功,当与补血药同用。代表方剂:当归芍药散。

当归芍药散

当归三两　芍药一斤　茯苓四两　白术四两　泽泻半斤　川芎半斤

上为散。每服方寸匕,酒和服,一日三次。古代用量:上六味,杵为散,取方寸匕,酒和,日三服。

4. 以淡渗利水为主　白术配茯苓:健脾燥湿,淡渗利水,使水湿从小便而利,是健脾利水的典型配伍。白术健脾燥湿,茯苓渗湿益脾。一燥一渗,运利结合,健脾而去水。代表方:真武汤、附子汤。

真 武 汤

茯苓、芍药、生姜(切)、附子(炮,去皮,破八片)各三两　白术二两

以水八升,煮取三升,去滓,温服七合,日三服。现代用法:水煎服。

附 子 汤

附子二枚(炮,去皮,破八片)　茯苓三两　人参二两　白术四两　芍药三两

上以水八升,煮取三升,去滓,温服一升,一日三次。服药前先灸之。

【**用法用量**】　内服:煎汤,6~12g,或入丸散。炒用可增强补气健脾止泻作用。

【**炮制品**】　生白术以健脾燥湿,利水消肿为主,多用于痰饮,水肿,以及风湿痹痛;土炒白术,借土气助脾,偏于补脾止泻,用于脾虚食少,泄泻便溏,胎动不安;麸炒白术能缓和燥性,增强健脾消食、和胃功能,用于脾胃不和,运化失常,食少胀满,倦怠乏力,表虚自汗。

【**使用注意**】　本品性偏温燥,热病伤津及阴虚燥渴者不宜。

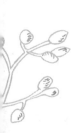

160

【参考资料】

1.鉴别应用 白术与苍术,古时统称为"术",后世逐渐分别入药。二药均具有健脾与燥湿两种主要功效。然白术以健脾益气为主,宜用于脾虚湿困而偏于虚证者;苍术以苦温燥湿为主,宜用于湿浊内阻而偏于实证者。此外,白术还有利尿、止汗、安胎之功;苍术还有发汗解表,祛风湿及明目作用,分别还有其相应的主治病证。

2.古籍摘要 《神农本草经》:"主风寒湿痹,死肌,痉疸,止汗,除热消食。"

《名医别录》:"主大风在身面,风眩头痛,目泪出,消痰水,逐皮间风水结肿,除心下急满及霍乱吐下不止,利腰脐间血,益津液,暖胃消谷,嗜食。"

《药性本草》:"主多年气痢,心腹胀痛,破消宿食,开胃,去痰涎,除寒热,止下泄,主面光悦,驻颜。"

3.现代研究

(1) 化学成分:本品含挥发油,油中主要有苍术酮、苍术醇、苍术醚、杜松脑、苍术内酯等,并含有果糖、菊糖、白术多糖、多种氨基酸及维生素A类成分等。

(2) 药理作用:白术抗衰老、抗肿瘤、抗氧化、调节免疫、抑制子宫平滑肌、调节胃肠运动、利尿、抗炎、保护心血管。另外,还有减肥、降血糖、保肝、调节腹膜孔等作用。

(3) 现代临床应用

1) 治疗肝脏疾病:肝硬化腹水用白术 30~100g,迁延性肝炎用白术 30g,原发性肝癌用白术 60~100g。脾虚湿阻者用焦白术,阴虚津亏者用生白术,并随证配伍,收到了较好疗效。

2) 治疗高原寒湿性腰背痛:白术脊痛片 5 片,口服,每日 2 次,患者服药后疼痛及由此引起的功能障碍在短期内很快消失或减轻。

3) 治疗便秘:重用白术(30~80g)配伍理气药治疗脾虚便秘,亦取得良好效果。

甘 草

为豆科植物甘草 *Glycyrrhiza uralensis* Fischer.、胀果甘草 *G.inflata* Bat.

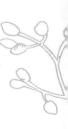

或光果甘草 *G. glabra* L. 的根及根茎。始载于《神农本草经》,列为上品。主产于内蒙古、新疆、甘肃等地川谷之中。春、秋采挖,以秋季采者为佳。除去须根,晒干,十日成,切厚片。以外皮细紧、色红棕、质坚实、体重、断面黄白色、粉性足、味甜者为佳。我国以内蒙古伊盟(鄂尔多斯杭锦旗、鄂托克旗)和巴彦淖尔的阿拉善左旗所产的甘草质量最优,胀果甘草、光果甘草质量较次。现今,甘草主要产于我国华北、西北、东北等地,以新疆产量居全国首位,内蒙古产量次之,甘肃、陕西、山西等地也产,原先多为野生,近年来多有栽培。

【别名】 美草、蜜甘、蜜草、蕗草、灵草、国老、灵通、粉草、甜草、甜根子、棒草。

【处方用名】 甘草、生草、生甘草、炙甘草、炙草、清炙草、粉甘草、草梢、甘草梢、草节、甘草节。

【药性】 甘、平,生凉、炙温。归脾、肝、心、胃、肺、心包经。

【功效】 补脾益气,祛痰止咳,缓急止痛,清热解毒,调和诸药。

【临床应用】

1. 缓和药性

(1) 甘草配附子:回阳救逆,能维持附子温阳效力,防止附子的烈性造成疗效之外的附带伤害。代表方:附子理中汤。

附子理中汤

大附子(炮,去皮、脐) 人参 干姜(炮) 甘草(炙) 白术各等分

上作一服,水二钟,生姜五片,煎至一钟,食前服。

(2) 防止有向下趋势的烈性药,造成疗效之外的附带伤害。如调胃承气汤用甘草,就是防止大黄、芒硝等的泻下功能的附带伤害。

调胃承气汤

大黄四两(去皮,清酒浸) 甘草二两(炙) 芒硝半斤

上三味咬咀,以水三升,煮取一升,去滓,纳芒硝更上火微煮,令沸,少少温服。

2. 调和诸药 甘草配黄芩、人参:使二药寒热协同作用,各司其职。热药用之缓其热,寒药用之缓其寒。如小柴胡汤中有柴胡、黄芩之寒,人参、半夏之温,其中用甘草者,即为调和之意(见"柴胡"中的"小

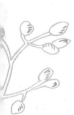

柴胡汤")。

3.补中益气 甘草配黄连、黄柏:补上焦、下焦之元气。如凤髓丹用甘草,缓肾湿而生元气。

凤 髓 丹

黄柏两钱 砂仁一钱 甘草五分 猪苓两分半 茯苓两分半 黄连两分半
白芷两分半 益智仁两分半 芡实(用量缺失)

上九味,打糊为丸服。

4.减少副作用 如甘草泻心汤中甘草配半夏,补脾和胃,治虚痞呕吐,治病的同时以保护心主不为诸药所伤损也。

甘草泻心汤

甘草四两 黄芩三两 干姜三两 半夏半升(洗) 黄连一两 大枣十二枚(擘)

右六味,以水一斗,煮取六升,去滓,再煎取三升,温服一升,日三服。

5.延长药物作用时间 如甘草干姜汤中,甘草与干姜同用,可延缓药力的释放,使药力可长时间持续作用,能逗留其热力使之绵长。

甘草干姜汤

甘草四两(炙) 干姜二两(炮)

上㕮咀。以水三升,煮取一升五合,去滓,分温再服。

6.泄热解毒
(1) **甘草配升麻、葛根**:解病邪之毒。代表方:升麻葛根汤。

升麻葛根汤

升麻、白芍、甘草(炙)各十两 葛根十五两

上为粗末。每服三钱,用水一盏半,煎取一中盏,去滓,稍热服,不计时候,日二三服,以病气去,身清凉为度。小儿量力服之。

(2) **甘草配大豆**:解服食之毒(包括药物)。代表方:甘豆汤。

甘 豆 汤

大豆汁二合 甘草二钱

加生姜7片,并水煎汁服。

7.润肺化痰 甘草配麦冬:可增强润肺之功。代表方:麦门冬汤。

麦门冬汤

麦门冬七升　半夏一升　人参二两　甘草二两(足)　粳米三合　大枣十二枚

上六味,以水一斗二升,煮取六升,去滓,温服一升,日三服,夜三服。

8. 外用　甘草配黄连、黄柏、黄芩:外用可治冻疮发裂,如谈埜翁方。《谈野翁试验方》:"冻疮发裂,甘草煎汤洗之,次以黄连、黄柏、黄芩末,入轻粉、麻油调敷。"效果甚好。

【用法用量】

1. **甘草作用定位**

(1) **以脏腑定位**:使用甘草频率最高的是脾、肺、心、胃和肝胆,而肾和其他脏腑则较少。

(2) **以三焦定位**:中上焦多用,而下焦少用。

(3) **以卫气营血定位**:卫气多用,营血少用。

(4) **以病邪种类定位**:外感六淫、痰邪多用,而水湿、瘀血、虫积、食积少用。

(5) **以病证寒热性质定位**:在寒性病证、寒热同存病证中应用多,于热性病证中应用少。

(6) **以虚实定位**:虚性病证和虚实夹杂病证中应用多,于单纯性实证中应用少。

(7) **以病证类型定位**:表证、咳喘、里寒证、痛证、风湿、气虚及气血两虚、火热及热毒病证、外燥、脾胃不足、肝胆不和、虚性神志不安等多用甘草,而在水肿、呕吐、虫证、神昏闭证、内燥、气滞血瘀、实证便秘、食积、气逆、出血、遗滑病证、风痰、燥痰、血虚、阴虚、阳虚、阴阳两虚等病证中少用或不用。

2. **甘草的用量**　可分为四个层次:3g 以下(含 3g)为小剂量,3~6g(含6g)为中剂量,6~9g(含 9g)为大剂量,9g 以上为超大剂量。

(1) **小剂量**:方剂的作用趋向与甘草的功效不尽相同,方中药物作用与甘草并非全然一致,则甘草的用量很小,一般小于 3g。甘草在方剂中不直接参与方剂的治疗作用,仅起到护胃和中、缓和药性、调和药味、激活或增加药效、监制药毒等辅助作用。如治疗顽痰阻肺,痰火郁结之竹沥达痰丸、清金降火汤和治疗心脾两虚,虚烦内扰之归脾汤中,用 1g 甘草,旨在激发方中清热祛痰药和补气补血药的作用,多用则太过甘缓有妨碍药效

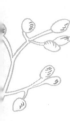

发挥之弊。

(2) 中剂量：若方剂的作用趋向与甘草的功效接近，方中部分药物功效与甘草类似，则甘草的用量稍大，在 3~6g，起到直接或间接增强方剂中补气、解毒、止痛等作用，在温里剂、泻下剂、清热剂、和解剂、治风剂中较为显著，如治疗脾胃虚寒之小建中汤、气分热盛之白虎汤、表里同病之大青龙汤、营卫不和之桂枝汤、肝郁脾滞之四逆散、寒凝经脉痹痛之当归四逆汤、痈疽热毒之仙方活命饮等。

(3) 大剂量：甘草在方剂中直接发挥治疗功效，参与方剂的治疗作用。涉及的病证和配伍较为广泛多样，主要集中在咳喘痰证、寒热痹痛、脾胃气虚、血瘀痛证、痈疡肿毒、脏腑火热等。甘草在方剂中发挥补中益气的功效时，涵盖的方剂最多，涉及的病证最广，补中益气汤、参苓白术散、厚朴温中汤、人参蛤蚧散、养心汤，用量多在 9~15g。

(4) 超大剂量：甘草在方剂中发挥清热功效时，用量多在 10g 左右，如治疗外感表证未罢，外寒里热证的厚朴七物汤、大羌活汤，治疗上有呕逆、下有泻痢的仓廪散等。若兼有热毒证，则用量加大至 15g 左右，如治疗大头瘟病或脱疽证的普济消毒饮、四妙勇安汤等，同时起到泻热和解毒的双重作用。

在治疗心动悸、脉结代及温热病后期阴液大亏证时，甘草用量达 12~18g，如加减复脉汤、三甲复脉汤等。

在方剂中发挥祛痰止咳功效治疗外感风寒咳喘时，用量甚至达 15~30g，如三拗汤、华盖散等。其功用在于不仅止咳并且化痰，化痰作用虽不很显著，但贵在其甘平润肺、止咳化痰并具，还能调和肺中气机之升降，有"一石三鸟"之功。

在治疗肺痈时常与桔梗配伍，如桔梗汤，桔梗配伍倍量甘草，不但有助于润肺化痰，还兼有止咳之功，使之能咳嗽排痰又不至于咳嗽太过而伤肺络，用量甚至达 60g 之多。

【炮制品】 甘草炮制方法有"炙""炒""煎""炮""煨""蒸"等 6 种；用来炮制的辅料有酒、酥、醋、盐、姜汁、胆汁、蜜、沙、麦麸、黄泥、浆水等 11 种。

本品药性平和，通行十二经脉，有调和诸药、解毒、补虚、止咳润肺等多种功效，为常用处方药。

《伤寒论》中配伍生甘草的方子，用意主要在祛邪。配伍炙甘草的方子,全部属于扶正。

生甘草,性微寒,偏于泻火解毒,化痰止咳,多用于痰热咳嗽,咽喉肿痛,痈疽疮毒,食物中毒及中药中毒。

经过蜜炮制后的甘草,性微温,可以缓解药物作用强度和作用速度,起到了甘草缓和、调和诸药的作用,并可增强补益心脾之气和润肺止咳作用,偏于补脾和胃,益气复脉,常用于脾胃虚弱,倦怠乏力,心动悸,脉结代。如《金匮要略》中防己黄芪汤使用炙甘草治疗风湿。但是其性过于滋腻,不可长期使用。

炒甘草,补中益气,养正和中,顾护胃气,调和诸药。炒甘草味甘,性燥,入脾经。脾脏喜燥而恶润,炒甘草则可以入脾经燥湿健脾,以助脾胃运化水谷,生成气血津液,从而补中益气,养正和中。

【使用注意】

1. 恶远志,忌猪肉、菘菜。

2. 病性缓不可多用,恐能作胀,或使药饵无功。

3. 有滞性,中满、水肿不宜用。

4. 大剂量久服可导致水钠潴留,引起浮肿。

5. 宿酒者、呕吐者、酒癖初起者、中满者禁用。

6. 不宜与大戟、芫花、甘遂同用。

【参考资料】

1. **古籍摘要** 《名医别录》:"温中下气,烦满短气,伤脏咳嗽。"

《本草汇言》:"和中益气,补虚解毒之药也。"

2. **现代研究**

(1) **化学成分**:本品含三萜皂苷类、黄酮类、香豆素类化合物、生物碱、挥发油、有机酸、糖类等成分。

1) 甘草甜素(glycyrrhizin, GL):也称甘草酸,具有抗纤维化、抗过敏、抗肿瘤、抗炎作用,在抗病毒和免疫调节等方面有很好的药理作用。

2) 甘草次酸:又名甘草亭酸,发挥肾上腺皮质固醇类的作用,可抑制 CCl_3 自由基的生成,而发挥护肝作用。可改善心肌缺血、抗癌、抗肿瘤、抗炎及抗溃疡。

3) 葡糖醛酸:具有护肝和解毒作用。

4) 甘草黄酮:能有效地清除体内产生的 O^{2-} 和 OH^- 等自由基,从而阻断脂质过氧化反应,起到抗衰老作用,还有抗肿瘤作用。

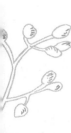

5）甘草查耳酮 A：对人类免疫缺陷病毒的抑制作用比甘草酸更强，且具有抗癌作用。还可抗炎、抗菌、抗疟、抗寄生虫。

6）甘草葡萄糖：具有抗真菌作用。

7）甘草苯骈呋喃：具有补益身体、抑制金黄色葡萄球菌的作用。

8）甘草多糖：具有抑菌、调节机体免疫、抗病毒、防治骨关节炎作用。

(2) 药理作用：甘草有类似肾上腺皮质激素样作用，抗炎、抗溃疡、抗病原微生物、抗肿瘤、抗氧化、抗变态反应、抗心律失常、抗血小板、降血脂、保护耳前庭功能、保肝、促进胰液分泌、解痉、镇痛、解热、镇咳、祛痰平喘、解毒、利尿等作用外，还能增强机体免疫功能。

(3) 现代临床应用

1）治疗慢性乙型肝炎：用强力宁（甘草甜素、半胱氨酸、甘氨酸）治疗慢性乙型肝炎 328 例，总有效率 86.5%，疗效显著高于对照组，且降酶快，退黄明显。

2）治疗风湿性疾病：用甘草甜素注射液治疗风湿热 42 例、类风湿关节炎 18 例、系统性红斑狼疮 8 例，效果可观。

3. 不良反应 大剂量服用或小量长期服用本品，大约有 20% 的人可出现水肿、四肢无力、痉挛麻木、头晕、头痛、血压升高、低钾血症等不良反应；老年人及患有心血管病、肾脏病者，易致高血压和充血性心脏病。长期服用甘草甜素可致非哺乳期妇女泌乳。

大 枣

为鼠李科植物枣 *Ziziphus jujuba* Mill. 的成熟果实。主产于河北、河南、山东等地，秋季果实成熟时采收，晒干，生用。

【**别名**】 红枣。

【**处方用名**】 大枣。

【**药性**】 甘，温。归脾、胃、心经。

【**功效**】 补中益气，养血安神。

【**临床应用**】

1. 补养心脾为主

(1) 大枣配甘草：补养心脾。大枣甘，温。归脾、胃、心经。益气生津。甘草和中缓急。相配则甘缓益气，补养心脾，可用作心脾气虚的佐使药。代表方:当归四逆汤。

当归四逆汤

当归三两　桂枝三两(去皮)　芍药三两　细辛三两　甘草二两(炙)　通草二两　大枣二十五枚(擘)

上七味,以水八升,煮取三升,去滓。温服一升,日三服。

治腰、股、腿、足疼痛属血虚寒凝者,可酌加续断、牛膝、鸡血藤、木瓜等活血祛瘀之品。

内有久寒,兼有水饮呕逆者,可加制吴茱萸、生姜等温中散寒之品。

若用治妇女血虚寒凝之经期腹痛,以及男子寒疝、睾丸掣痛、牵引少腹冷痛、肢冷脉弦者,可酌加乌药、盐小茴香、高良姜、醋香附等理气止痛之品。

(2)《伤寒论》中有 40 个方剂使用大枣。其中 28 个方剂使用十二枚大枣;3 个方剂使用四枚大枣;1 个方剂使用五枚大枣;2 个方剂使用十枚大枣;1 个方剂使用十五枚大枣;2 个方剂使用廿五枚大枣;1 个方剂使用三十枚大枣;2 个方剂使用六枚大枣。

2. 补气为主　大枣配人参:大补气血。代表方:小柴胡汤。

二药均能益气养血,补脾生津。大枣甘缓,善补脾胃虚弱;人参大补气血,振奋脾阳。相配大补气血之功更佳,常用于气血不足,脾气虚衰所致的不思饮食,倦怠乏力,泄泻等症。

3. 补中健脾为主　大枣配白术:大枣补脾胃,益中气;白术健脾燥湿。相配补中健脾燥湿的功效较好,常用于脾虚泄泻。代表方:防己黄芪汤。

防己黄芪汤

防己一两　黄芪一两一分(去芦)　甘草半两(炒)　白术七钱半

上锉麻豆大,每抄五钱匕,生姜四片,大枣一枚,水盏半,煎八分,去滓,温服,良久再服。服后当如虫行皮中,从腰下如冰,后坐被上,又以一被绕腰以下,温令微汗,瘥。

兼腹痛者,为肝脾不和,加炒白芍柔肝理脾,缓急止痛。

喘者,为肺气不宣,加蜜麻黄少许以宣肺平喘;气上冲者,加桂枝以平冲降逆;水湿偏盛,腰膝肿者,加茯苓、泽泻以利水消肿。

阳气不足,水溢肌肤之皮水,症见水肿较甚,按之没指者,加桂枝、茯苓,去白术,以温阳化气,健脾利水消肿。

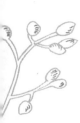

【用法用量】 内服:煎汤,3~12g,或 10~30g;或入丸散。

【炮制品】 除去杂质,洗净,晒干。用时破开或去核。

【使用注意】 本品甘壅助湿滞气,令人中满,故湿盛或气滞所致之疾,不宜单用或大量服;且本品味甘,能助湿生痰蕴热,故一切实热、湿热、痰热所致诸疾,均不宜服;患虫积者、龋齿作痛者忌服。

【参考资料】

1. 古籍摘要 《神农本草经》:"安中养脾。"

《名医别录》:"补中益气,强力,除烦闷。"

2. 现代研究

(1) 化学成分:本品含有三萜酸类、皂苷类、生物碱类、黄酮类、糖苷类、核苷类、挥发油、植物固醇、木脂素类,另外还富含有机酸、糖类及多种氨基酸、维生素和微量元素。

(2) 药理作用:大枣具有抗氧化、抗衰老、补血、保肝、抗肿瘤、抗溃疡、抗炎、抗微生物、甜味抑制、免疫调节、抑制黑色素生成、镇静、舒张血管、拮抗血小板活化因子等作用。

(3) 现代临床应用:治疗脾胃虚寒型泻痢,以大枣、红糖各 50g,水煎,喝汤食枣,每日 1 剂,治疗脾胃虚寒型泻痢,效佳。

饴 糖

为米、麦、粟或玉蜀黍等粮食,经发酵糖化制成。全国各地均产。有软硬两种,软者称胶饴,硬者称白饴糖,均可入药,但以胶饴为主。

【别名】 胶饴、软饴糖、麦芽糖、软糖。

【处方用名】 饴糖。

【药性】 甘,温。归脾、胃、肺经。

【功效】 健脾益气,缓急止痛,润肺止咳。

【临床应用】

1. 健脾益气,缓急止痛 在《伤寒论》中的小建中汤用饴糖建中补脾,调养气血。

小建中汤

桂枝三两(去皮) 甘草二两(炙) 大枣十二枚(擘) 芍药六两 生姜三两(切)

饴糖一升

上六味,以水七升,煮取三升,去滓,加入饴糖,更上微火消解,温服一升,日三服。呕家不可用建中汤,以甜故也。

小建中汤方以温中补虚,和里缓急为功,主治虚劳里急,脾胃虚寒,气血不足之证而兼有伤寒表证,亦可治腹痛脾虚者。此方温建中藏,是以建中名。小建中汤临床上用于脾胃阳虚,中气不足,以及阴阳水火升降失调所致的脾胃虚寒证。在此方中是以桂枝汤倍芍药加饴糖而成,小建中汤中重用饴糖为君药,酸甘益阴养血,和里缓急。桂枝辛甘温热,温助中阳,合饴糖辛甘化阳以建中阳之气;芍药益阴养血,合饴糖酸甘化阴以辅助阴血之虚。桂枝、芍药合用为臣药,酸甘化阴入营,温阳降逆平冲,使阴阳平和。生姜温中散寒,佐桂枝以温中;大枣益脾滋液,佐白芍以养血;配以炙甘草合用,辛甘化阴,阴以助阳,复得心阳则心悸自平。此三味共为佐使。六味相合,于辛甘化阳之中,又具酸甘化阴之用,共奏温中补虚,和里缓急之功。诸药共用可补益营卫,营卫足则可以缓解腹中急痛。

2. 后世发展,润肺止咳 饴糖味甘质润,能补气又能润肺止咳。可与苦杏仁、百部、川贝母、紫菀等药配伍用于肺虚燥咳,气短作喘,干咳无痰,声音低微者。

若卒得咳嗽则可与生姜、淡豆豉配伍(《肘后备急方》)。

【用法用量】 内服:入汤剂须烊化冲服,15~20g。

【炮制品】 饴糖以大麦制糵,经过发酵、煎煮、浓缩制备而成。《本草纲目》载:"饴饧用麦糵或谷芽同诸米熬煎而成。"

【使用注意】 本品甘温质润,能助湿生热,令人中满,故湿热内郁,中满吐逆,痰热咳嗽,小儿疳积等证均不宜服。

【参考资料】

1. 古籍摘要 《千金要方》:"补虚冷,益气力,止肠鸣、咽痛,除唾血,却咳嗽。"

《日华子本草》:"消痰止嗽,并润五脏。"

《长沙药解》:"补脾精,化胃气,生津,养血,缓里急,止腹痛。"

2. 现代研究

(1) 化学成分:本品含大量麦芽糖及少量蛋白质、脂肪、维生素等。

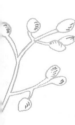

（2）现代临床应用： 治疗功能性便秘，马铃薯清洁去皮，芽处理，切块，蒸熟，捣泥后加饴糖 60g 和盐少许拌匀服用，早晚各一次，可代替早晚正餐，治疗早期功能性便秘有较好疗效。

蜂 蜜

本品为蜜蜂科昆虫中华蜜蜂 *Apis cerana* Fabricius 或意大利蜂 *Apis mellifera* Linnaeus 所酿的蜜。春至秋季采收，滤过。

【别名】 食蜜、白蜜、石饴、蜜、白沙蜜、蜜糖、沙蜜、蜂糖。

【处方用名】 蜂蜜。

【药性】 甘，平。归肺、脾、大肠经。

【功效】 补中，润燥，止痛，解毒；外用生肌敛疮。

【临床应用】 补中、润燥为主。

1. **蜂蜜配生姜，润肺止咳** 蜂蜜甘平主补，和营卫，润脏腑，通三焦，调脾胃，尤以润肺补中之功显著；生姜宣肺利气而化痰。二药相伍，一补一散，相反相成，补而不壅气，散而不伤正，使肺燥得润，肺气得宣，有润肺止咳之功，常用于肺虚久咳，肺燥干咳等症。如后世《千金要方》中用姜汁蜜治疗咳嗽。白蜜一斤、生姜二斤（取汁）。上二味，先秤铜铫，知斤两讫，纳蜜复秤知数，次纳姜汁，以微火煎令姜汁尽，惟有蜜斤两乃止。旦服如枣大，含一丸，日三服。禁一切杂食。

2. **蜂蜜配苦杏仁，润肺止咳，润肠通便** 苦杏仁入肺和大肠经，善能宣降肺气，为止咳平喘之要药，同时兼有润肠通便之力；蜂蜜润燥之效为强，上能润肺补虚，下能滑肠通便，二药合用，润肺止咳之功倍增，润肠通便增强，适用于年老体弱，津液亏损所致肺气失宣，上逆咳喘兼腑气不通，便秘难下者。

3. **润肠通便** 将蜂蜜制成栓剂，纳入肛内，以通导大便，如蜜导煎。食蜜七合，微火煎，凝如饴状，捻作挺，内谷道中。

【用法用量】 内服：煎汤或冲调，15~30g；或入丸剂、膏剂。外用：适量，涂敷。

【炮制品】 蜂蜜生用性凉，故能清热；炼蜜性温，故能补中。

【使用注意】 痰湿内蕴，中满痞胀及肠滑泄泻者忌服。

【参考资料】

1. **古籍摘要** 《本草纲目》："和营卫，润脏腑，通三焦，调脾胃。"

《神农本草经》:"主心腹邪气,诸惊痫痉,安五脏诸不足,益气补中,止痛解毒,和百药。"

《本草拾遗》:"主牙齿疳匿,唇口疮,目肤赤障,杀虫。"

《本草衍义》:"汤火伤涂之痛止,仍捣薤白相和。"

2.现代研究

(1)化学成分:主含葡萄糖和果糖,其他还含少量蔗糖、糊精、有机酸、蛋白质、挥发油、蜡类、维生素、酶类、乙酰胆碱、色素,以及微量元素如钙、硫、磷、镁、钾、钠、碘等。

(2)药理作用:蜂蜜有抑菌抗菌的作用,对创面有收敛、营养和促进愈合作用。此外,对胃肠功能、糖代谢、心血管系统有双向调节作用,并可增强体液免疫功能,还具有通便作用等。

(3)现代临床应用

1)促进压疮创面愈合:将有1处或2处Ⅱ至Ⅲ期压疮的患者92例随机分组,分别用蜂蜜敷料、生肌膏、灭菌白凡士林纱条换药,以患者创面完全愈合为观察期限,结果蜂蜜换药在降低伤口局部pH、抗菌、加快新生上皮出现、加快伤口愈合及综合评价评分方面优于生肌膏及凡士林组;在创造湿性愈合环境、减轻疼痛、加快腐肉脱落方面还不能说明蜂蜜组优于生肌膏组,但两者均好于凡士林组。

2)治疗便秘:应用蜂蜜治疗老年人高血压药物性便秘患者20例。患者每天早上用蜂蜜30ml冲凉开水150ml空腹饮用,并嘱全天共饮水6杯以上。结果显效有15例,有效3例,无效2例,总有效率为90%,且无不良反应。

3)促进浅表脓肿切口愈合:将65例脓肿切开患者,随机分为蜂蜜组33例和传统组32例。蜂蜜组使用蜂蜜敷料填塞切口,传统组使用依沙吖啶纱条填塞切口,直至切口愈合。第3、7天切口部位的渗液量蜂蜜组少于传统组;蜂蜜组换药时的疼痛程度平均得分低于传统组,愈合时间短于传统组,患者的总有效率为100%,且无不良反应发生。

4)烫伤:将60例外科Ⅰ、Ⅱ度烫伤住院患者,随机分为治疗组和对照组,各30例。对照组给予抗生素和补液治疗,治疗组在对照组治疗基础上,取大黄粉末1份和蜂蜜3份,调成糊状后,分早晚2次外敷局部。治疗组痊愈22例,好转8例,有效率100%,优于对照组,且缩短了患者的平均住院时间。

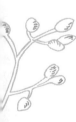

3. 不良反应 1 岁以下婴儿食用蜂蜜可能会引起肉毒乳杆菌性食物中毒。有些人群服用蜂蜜后会出现上腹痛、吐泻、关节痛、丘疹、荨麻疹、全身瘙痒等不良反应。

当 归

本品为伞形科植物当归 *Angelica sinensis* (Oliv.) Diels 的干燥根。秋末采挖，除去须根和泥沙，待水分稍蒸发后，捆成小把，上棚，用烟火慢慢熏干。主产于甘肃省东南部的岷县(秦州)，产量多，质量好。其次，陕西、四川、云南、湖北等省也有栽培。

【别名】 当归身、当归尾、当归头、酒当归。

【处方用名】 当归、酒当归、土炒当归。

【药性】 甘、辛，温。归肝、心、脾经。

【功效】 补血调经，活血止痛，润肠通便。

【临床应用】

1. 补肝养血，行血为主

(1) 当归配桂枝、芍药：可散寒邪，养血脉，通阳气。当归补肝养血，又能行血；桂枝可温经通阳；芍药和营养血。代表方：当归四逆汤。

当归四逆汤

当归三两 桂枝三两(去皮) 芍药三两 细辛三两 甘草二两(炙) 通草二两 大枣二十五枚(擘)

上七味，以水八升，煮取三升，去滓，温服一升，日三服。

(2) 手足厥寒，脉细欲绝者，当归四逆汤主之。此证是由于肝血不足，经脉失养，复感寒邪所致。在本方中当归补肝养血，又能行血，为君药；桂枝可温经通阳，芍药和营养血，细辛温散血中寒邪，通草通行血脉，大枣、甘草益脾养营。诸药相配伍可散寒邪，养血脉，通阳气，是临床治疗血虚寒凝的首选处方。

(3) 若其人内有久寒者，宜当归四逆加吴茱萸生姜汤。

当归四逆加吴茱萸生姜汤

当归三两 芍药三两 甘草二两(炙) 通草二两 桂枝三两(去皮) 细辛三两 生姜半斤(切) 吴茱萸二升 大枣二十五枚(擘)

上九味,以水六升,清酒六升和,煮取五升,去滓。温分五服。

(4) 此方证是厥阴肝脏内有沉寒,肝血不足,复受外寒所致。在此方中用当归四逆汤养血通脉,外散经脉之寒,以复脉回厥,用吴茱萸、生姜内散肝胃之寒,以除痼疾。

2. 后世发展

(1) 补血调经为主:当归为妇科调经的要药,在四物汤(《太平惠民和剂局方》)中,当归与川芎、白芍、熟地黄等四味药组成补血调血的方剂。此方用于营血虚滞证,头晕目眩,心悸失眠,面色无华,妇人月经不调,血量少或经闭不行,脐腹作痛,甚或瘕块硬结,舌淡,口唇、爪甲色淡,脉细弦或细涩。此方是补血调经的主方。在此方中熟地黄甘温质润,长于滋养阴血,补肾填精,为补血要药;当归甘辛温为补血良药,兼具活血作用,且是妇科调经要药,与熟地黄配伍共奏补血养血活血之功。

当归甘温质润,长于补血,是补血的圣药。在当归补血汤(《兰室秘藏》)中,与黄芪配伍补血生血,当归补血汤用于血虚阳浮发热证,此方证为劳倦内伤,血虚气弱,阳气浮越所致。在此方中黄芪的用量要倍于当归的量,是因为有形之血生于无形之气,故用大量的黄芪补脾肺之气,以资化源,使气旺血生,在此方中配伍少量当归以养血和营,则浮阳秘敛,阳生阴长,气旺血生,而虚热自退。

(2) 活血止痛为主:当归可用于疮疡初起肿胀疼痛,可与赤芍、乳香、没药、陈皮等配伍应用。例如仙方活命饮(《妇人良方》),此方主治阳证疮疡肿毒初起,阳证痈疡多为热毒壅聚,气滞血瘀痰结而成。在此方中金银花为君药,善清热解毒疗疮,与当归、赤芍、陈皮、没药、乳香配伍行血活络,消肿止痛。

当归还可用于阴阳气血亏虚,心络失养,表现为阴虚、痰浊、气滞、血瘀等交互为患,阻于心络,临床所见亦多虚实夹杂,当归既能补血扶正又能活血祛实,止痛亦佳,故尤为多用。当归还可用于脘腹痛,无论是胃脘痛、胁痛,或痢疾、疝气、产后或小儿脏寒等腹痛,只要辨证属血虚、血瘀,兼夹寒凝。当归还可用于头痛,无论寒、热、虚、实,均可配伍应用。

(3) 润肠通便:当归补血以润肠通便,用治血虚肠燥便秘。常与肉苁蓉、牛膝、升麻等药物配伍应用,如济川煎(《景岳全书》)。济川煎可温肾益精,润肠通便。此方主治肾阳虚弱,精津不足证,本方证因肾虚开合失司所致,肾主五液,司开合,肾阳不足,气化无力,津液不布,故小便清

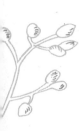

长;肠失濡润,传导不利,故大便不通;肾虚津亏,故腰膝酸软;清窍失养,则头目眩晕;肾阳亏损,故舌淡苔白,脉象沉迟。在此方中肉苁蓉与当归相配伍应用,肉苁蓉甘咸性温,功能温肾益精,暖腰润肠;当归补血润燥,润肠通便。

【用法用量】 内服:煎汤,5~15g。一般生用,酒制可增强活血化瘀的作用。

【炮制品】 生当归用于补血调经及润肠通便;酒当归能增强活血化瘀的作用,多用于血瘀经闭,产后瘀滞腹痛等;土炒当归既能补血又不至滑肠;当归炭有止血作用。

【使用注意】 大便溏泄者慎用;热盛出血者禁用;孕妇慎用;儿童不宜服用当归,必须时可配伍健脾药土炒当归。

【参考资料】

1.古籍摘要 《神农本草经》:"主咳逆上气,温疟寒热洗洗在皮肤中。妇人漏下绝子,诸恶疮疡,金疮。"

《本草纲目》:"治头痛,心腹诸痛,润肠胃、筋骨、皮肤,治痈疽,排脓止痛,和血补血。"

《医学启源》:"当归,气温味甘,能和血补血,尾破血,身和血。"

2.现代研究

(1)化学成分:当归中含β-蒎烯、α-蒎烯、莰烯等中性油成分。含对甲基苯甲醇、5-甲氧基-2,3-二甲苯酚等酸性油成分,有机酸,糖类,维生素,氨基酸等。

(2)药理作用:当归挥发油能对抗肾上腺素-脑垂体后叶素或组胺对子宫的兴奋作用。当归水或醇溶液非挥发性物质对离体子宫有兴奋作用,使子宫收缩加强,大量或多次给药时,甚至可出现强直性收缩,醇溶液物质作用比水溶液物质作用强。在离体蟾蜍心脏灌流实验中,本品煎剂含挥发油可明显抑制心脏收缩幅度及收缩频率。当归浸膏有明显扩张离体豚鼠冠状动脉作用,增加冠状动脉血流。当归中性油对实验性心肌缺血有明显保护作用。当归及阿魏酸钠有明显的抗血栓作用。当归有保肝、镇静、抗炎、抗辐射损伤等作用。

(3)现代临床应用

1)治疗上消化道出血:当归、白及生药烘干、研粉,按1:1的比例混合均匀备用,每次5g,每日3次吞服。出血量较多、血压下降者,入院适当补液,不加其他止血药,疗程为1周。临床治疗38例,其中治愈10例,显效18例,有效5例,无效5例,总有效率为86.84%。

2)用于输卵管结扎术后盆腔静脉瘀血症:用复方丹参注射液侧穹隆封闭及复方当归注射液穴位注射治疗31例输卵管结扎术后盆腔静脉瘀血症患者,总有效率为93.6%。

3. 不良反应　当归用量过大或口服超过常规用量的当归煎剂、散剂,偶有疲倦、嗜睡等反应,停药后可消失。当归挥发油穴位注射可使患者出现发热、头痛、口干、恶心等反应,可自行缓解。大剂量给药,可使实验动物血压下降,剂量再加大则血压骤停,呼吸停止。有报道称,复方当归注射液穴位注射引起过敏性休克。

白　芍

白芍为毛茛科植物芍药 *Paeonia lactiflora* Pall. 的干燥根。主产于浙江、安徽、四川等地。夏、秋季采挖,去净泥土和细根,去皮,沸水浸或略煮至受热均匀,晒干。用时润透切片。一般生用或酒炒或清炒用。

【别名】　白芍药、杭白芍。

【处方用名】　白芍、炒白芍、酒白芍、醋白芍、土白芍。

【药性】　苦、甘、酸,微寒。归肝、脾经。

【功效】　养血调经,平肝止痛,敛阴止汗。

【临床应用】

1. 以养血调经为主

(1) 白芍配当归:养血调经。代表方:四物汤。当归补血活血,调经止痛,为血中气药,长于动而活血;白芍养血敛阴,柔肝止痛,为血中阴药,善于静而敛阴。一动一静,相配有养血理血之效,主治心肝血虚之心悸不宁,头晕耳鸣,筋脉挛急,妇女月经不调等。

四 物 汤

白芍三两　川当归三两　熟干地黄四两　川芎二两

上为粗末。每服三钱,水盏半,煎至七分,去渣,空心食前热服。

(2) 若冲任虚损,血虚有寒证,宜用胶艾汤,即芎䓖、阿胶、甘草各二两,艾叶、当归各三两,芍药四两,干地黄四两,以水五升,清酒三升,合煮取三

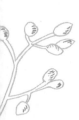

升,去渣,内阿胶令消尽,温服一升,日三服。

(3) 若月经先期而至,量多色淡,精神倦怠,四肢乏力,宜用圣愈汤。即四物汤加人参、黄芪,水煎服。

(4) 若血虚兼血瘀证,症见妇女经期超前,血多有块,色紫稠黏,腹痛等宜用桃红四物汤。即四物汤加桃仁、红花。

(5) 若肝血不足,症见头晕目眩,少寐,月经量少宜用补肝汤,即四物汤加酸枣仁、木瓜、甘草。

(6) 四物汤附方主要有四首,白芍用量在 9~15g,除胶艾汤加酒煎煮外,均以水煎煮。

2. 以敛阴止汗为主 白芍配桂枝:调和营卫,敛阴和营。代表方:桂枝汤(详见桂枝)。桂枝白芍等量配伍,既营卫同治,邪正兼顾,相辅相成;散中有收,汗中寓补,相反相成。

3. 以缓急止痛为主

(1) **白芍配甘草**:酸甘化阴,调和肝脾。代表方:芍药甘草汤。方用白芍,养血益阴,缓急止痛;炙甘草补中益气,滋气血生化之源,另能缓急止痛,助芍药缓挛急、止腹痛。

芍药甘草汤

白芍四两 甘草四两(炙)
上二味,以水三升,煮取一升五合,去滓,分温再服。

(2) **白芍配附子**:如附子汤、真武汤。

真武汤中用白芍意义有四:一者利小便以行水气;二者柔肝缓急以止腹痛;三者敛阴舒筋以解筋肉瞤动;四者可防止附子燥热伤阴,以利于久服缓治。

真 武 汤

茯苓、芍药、生姜(切)各三两 白术二两 附子一枚(炮,去皮,破八片)
上五味,以水八升,煮取三升,去滓,温服七合,日三服。
若水寒射肺而咳者,加干姜、细辛温肺化饮,五味子敛肺止咳。
阴盛阳衰而下利甚者,去芍药之阴柔,加干姜以助温里散寒。
水寒犯胃而呕者,加重生姜用量以和胃降逆,可更加吴茱萸、半夏以助温胃止呕。

177

【用法用量】 内服:煎汤,6~15g,大剂量15~30g。平肝敛阴多生用,养血调经多炒用或酒炒用。

【炮制品】 炒白芍寒性缓和,以养血和营,敛阴止汗为主,用于血虚萎黄,腹痛泄泻,自汗盗汗;酒炙后酸寒伐肝之性降低,入血分,善于调经止血,柔肝止痛,用于肝郁血虚,胁痛腹痛,月经不调,四肢挛痛;醋炙后,引药入肝,疏肝解郁,敛血养血的作用增强,用于肝郁乳汁不通,尿血等;土炒可借土气入脾,增强养血和脾、止泻作用,适用于肝旺脾虚,腹痛腹泻。

【使用注意】 痰湿内盛,虚寒之证不宜。反藜芦。

【参考资料】

1. 鉴别应用 白芍与赤芍:白芍与赤芍不分,通称芍药,唐末宋初,始将两者区分。两者虽同出一物而性微寒,但前人谓“白补赤泻,白收赤散”,一语而道破两者的主要区别。一般认为,在功效方面,生白芍长于养血调经,敛阴止汗,平抑肝阳;赤芍则长于清热凉血,活血散瘀,清泄肝火。在应用方面,生白芍主治血虚阴亏,肝阳偏亢诸证;赤芍主治血热血瘀,肝火所致诸证。又,生白芍、赤芍皆能止痛,均可用治疼痛的病证。但生白芍长于养血柔肝,缓急止痛,主治肝阴不足,血虚肝旺,肝气不舒所致的胁肋疼痛,脘腹四肢拘挛作痛;而赤芍则长于活血祛瘀止痛,主治血滞诸痛证,因能清热凉血,故血热瘀滞者尤为适宜。

2. 古籍摘要 《神农本草经》:“主邪气腹痛,除血痹,破坚积,治寒热疝瘕,止痛,利小便,益气。”

《名医别录》:“通顺血脉,缓中,散恶血,逐贼血,去水气,利膀胱、大小肠,消痈肿,(治)时行寒热,中恶腹痛,腰痛。”

《药性论》:“治肺邪气,腹中㽲痛,血气积聚,通宣脏腑拥气,治邪痛败血,主时疾骨热,强五脏,补肾气,治心腹坚胀,妇人血闭不通,消瘀血,能蚀脓。”

《新修本草》:“益女子血。”

3. 现代研究

(1) 化学成分:本品含芍药苷、牡丹酚、芍药花苷,还含芍药内酯、苯甲酸等。此外,还含挥发油、脂肪油、树脂糖、淀粉、黏液质、蛋白质和三萜类成分。

(2) 药理作用:白芍水煎剂给小鼠喂饲,腹腔巨噬细胞百分率和吞

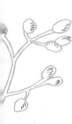

噬指数均较对照组有明显提高,白芍能促进小鼠腹腔巨噬细胞的吞噬功能。白芍水煎剂可拮抗环磷酰胺对小鼠外周 T 淋巴细胞的抑制作用,使之恢复正常水平,表明白芍可使处于低下状态的细胞免疫功能恢复正常。白芍提取物对大鼠蛋清性急性炎症水肿有明显抑制作用,对棉球肉芽肿有抑制增生作用。白芍对醋酸引起的扭体反应有明显的镇痛效果。芍药中的主要成分芍药苷对胃肠及子宫平滑肌具有较好的解痉作用。此外,白芍尚有镇静、降血压、扩张血管、抗菌及保肝等作用。

(3) 现代临床应用

1) 治疗眩晕:以白芍养血柔肝、平肝潜阳配伍柴胡等药,治疗各种眩晕症,取得较好疗效,治愈率为 73%,显效率为 16%,有效率为 11%。

2) 治疗癌症晚期疼痛:以大剂量白芍配以炙甘草等组成芍药甘草汤加减治疗癌症晚期疼痛 40 例(每日 1 剂,5 剂为一疗程),显效率为 30%,有效率为 55%,无效 6 例。其中 11 例治疗前用哌替啶止痛,9 例在 3 个月陆续停用,2 例减少用量。

4. 不良反应 个别患者会出现大便稀溏,腹泻严重。

阿 胶

本品为马科动物驴 *Equus asinus* L. 的干燥皮或鲜皮经煎煮、浓缩制成的固体胶。主产于山东、浙江。以山东产者最为著名,浙江产量最大。以原胶块用或将胶块打碎使用,用蛤粉炒或蒲黄炒成阿胶珠用。

【别名】 驴皮胶、傅致胶、盆覆胶。

【处方用名】 阿胶、阿胶珠。

【药性】 甘,平。归肺、肝、肾经。

【功效】 补血滋阴,润燥,止血。

【临床应用】

1. 滋阴养血为主

(1) 阿胶配黄连:清热除烦,滋阴安神。代表方:黄连阿胶汤。

阿胶甘平入肾,滋肾阴补肾水;黄连苦寒入心,清降心火,除烦热。两者配伍,泻心火,补肾水,使心肾相交,水火既济。可用于治疗"少阴病,心中烦,不得卧"之证。代表方:黄连阿胶汤。

黄连阿胶汤

黄连四两　黄芩二两　芍药二两　鸡子黄二枚　阿胶三两(一云三挺)

上五味,以水六升,先煮三物,取二升,去滓,纳阿胶烊尽,小冷,内鸡子黄,搅令相得,温服七合,日三服。

(2) 阿胶配地黄:滋阴养血止血。代表方:黄土汤。

生地黄甘苦而寒,养阴止血,清热生津;阿胶甘、平,补血止血。两者配伍共奏补血止血,濡养血脉之功,用于便血,胎漏下血及血脉空虚等症。

黄 土 汤

甘草、干地黄、白术、附子(炮)、阿胶、黄芩各三两　灶中黄土半斤

上七味,以水八升,煮取三升,分温二服。

2.养血止血为主　阿胶配艾叶:温经止血,养血安胎。代表方:胶艾汤。

阿胶甘、平,养血止血;艾叶辛、苦,温,温经止血,安胎。两者配伍温经止血,共奏暖宫调经,和血止血之功,以治冲任不调,阴血下漏等症。

胶 艾 汤

川芎、阿胶、甘草各二两　艾叶、当归各三两　芍药四两　干地黄四两

以水五升,清酒三升,合煮取三升,去滓,纳阿胶令消尽,温服一升,日三服。不愈更作。

【用法用量】　内服:烊化兑服,5~10g;炒阿胶可入汤剂或丸、散。滋阴补血多生用,清肺化痰蛤粉炒,止血蒲黄炒。

【炮制品】　阿胶生品用于血虚萎黄,眩晕心悸,心烦失眠,虚风内动,温燥伤肺,干咳无痰。炒制后降低了滋腻之性,同时也矫正了不良气味;蛤粉炒阿胶善于清肺润燥,用于阴虚咳嗽,久咳少痰或痰中带血;蒲黄炒阿胶以止血安络力强,多用于阴虚咳血,崩漏,便血。

【使用注意】　本品滋腻,脾胃虚弱、消化不良者慎服。

【参考资料】

1.古籍摘要　《神农本草经》:"主心腹内崩,劳极洒洒如疟状,腰腹痛,四肢酸疼,女子下血。安胎。久服益气。"

《名医别录》:"主丈夫小腹痛,虚劳羸瘦,阴气不足,脚酸不能久立,养肝气。"

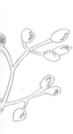

《本草纲目》:"疗吐血、衄血、血淋、尿血,肠风,下痢。女人血痛、血枯、经水不调,无子,崩中,带下,胎前产后诸疾。男女一切风病,骨节疼痛,水气浮肿,虚劳咳嗽喘急,肺痿唾脓血,及痈疽肿毒。和血滋阴,除风润燥,化痰清肺,利小便,调大肠。"

2. 现代研究

(1) 化学成分:骨胶原蛋白(水解可得蛋白质、明胶及多种氨基酸)、肽、氨基酸及多种微量金属元素等,以蛋白质的含量为最高。微量金属元素中有 8 种是人体所必需的,且 Zn、Fe、Mg、Cu、Sr 的含量较高。

(2) 药理作用:具有补血、止血、增强免疫、抗辐射、耐缺氧、耐寒冷以及抗疲劳的作用,同时也具有保护大脑、增加体内钙摄入量、抗休克、抑制肿瘤、促进骨愈合、美容养颜等作用。

(3) 现代临床应用

1) 失眠:应用黄连阿胶汤治疗失眠患者。将 98 例失眠患者按随机原则分为对照组和治疗组,每组各 49 例,对照组给予常规药物治疗,治疗组给予口服黄连阿胶汤进行治疗,结果对照组总有效率为 85.71%,治疗组为97.96%,黄连阿胶汤治疗失眠的临床效果确切,可缓解临床症状,改善生活质量。

2) 产后贫血:应用复方阿胶浆治疗轻度产后贫血(PA)患者。将 275 例顺产的 PA 患者随机分为试验组 133 例和对照组 119 例。结果复方阿胶浆能更快更显著地改善贫血产妇的造血功能,提高血红蛋白浓度,且不良反应小。

3) 肿瘤患者化疗过程:观察复方阿胶浆在肿瘤患者化疗过程中的实际应用效果。随机将肿瘤患者分为观察组与对照组,每组 20 例。对照组单纯采用化疗治疗,观察组在化疗的基础上加用复方阿胶浆。结果复方阿胶浆在肿瘤患者化疗过程中,可以改善临床疗效,并减少患者症状恶化的可能性,改善患者的生活质量和预后恢复。

4) 阴虚热盛型糖尿病:应用黄连阿胶汤加减治疗阴虚热盛型糖尿病患者。将 80 例阴虚热盛型糖尿病患者分为对照组与观察组各 40 例,对照组施以常规治疗方法,观察组在对照组基础上施以黄连阿胶汤加减治疗,结果观察组的临床治疗总有效率高达 95%,与对照组相比差异显著。

3. 不良反应　服用过量,会引起脾胃消化障碍,出现食欲减退等症状。还有报道称服用复方阿胶浆出现心悸、气短、胸闷、腿脚麻木、颜面麻木、恶心等症状。

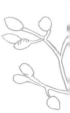

麦 冬

为百合科植物麦冬 *Ophiopogon japonicus* (L.f) Ker-Gawl. 的块根。主产于四川、浙江、江苏等地。夏季采挖,洗净,反复暴晒、堆置,至七八成干,除去须根,干燥。生用。

【别名】 麦门冬、寸冬、杭麦冬、朱麦冬、米麦冬。

【处方用名】 麦冬。

【药性】 甘、微苦,微寒。归心、肺、胃经。

【功效】 养阴润肺,益胃生津,清心除烦。

【临床应用】

1. 养阴润肺为主

(1) 麦冬配半夏: 滋阴清热,下气化痰。代表方:麦门冬汤。

方中重用麦冬,其甘微寒,质润,可养阴润肺,清虚热,益胃生津。半夏下气化痰,和胃降逆。半夏虽为温性,但与大量麦冬相配伍则不燥。人参、甘草、粳米、大枣养胃益气,气能生津,津液充沛,虚火自敛。

麦门冬汤

麦冬七升　半夏一升　人参二两　甘草二两　粳米三合　大枣十二枚

上六味,以水一斗二升,煮取六升,温服一升,日三夜一服。

(2) 后世类方: 麦冬配桑叶、苦杏仁、阿胶等,用于治疗阴虚肺燥有热之鼻燥咽干,干咳痰少,咽痛音哑。代表方:清燥救肺汤。

2. 清心除烦滋阴为主

(1) 麦冬配炙甘草、生地黄等,养心血,滋心阴。 代表方:炙甘草汤。

炙甘草补气复脉,生地黄滋阴补血,麦冬、阿胶等滋心阴、养心血、充血脉。佐以桂枝、生姜辛行温通,温心阳,通血脉。诸药合用共达益气滋阴,通阳复脉之效。

炙甘草汤

甘草(炙)四两　生姜(切)三两　桂枝(去皮)三两　人参二两　生地黄一斤
阿胶二两　麦冬半升(去心)　麻子仁半升　大枣十二枚(擘)

上以清酒七升,水八升,先煮八味,取三升,去滓,内阿胶烊消尽,温服一升,日三服。

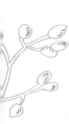

182

偏于心气不足者,重用炙甘草、人参。偏于阴血虚者,重用生地黄、麦冬。失眠心悸重者,加酸枣仁、柏子仁。

本方去人参、大枣、桂枝、生姜加白芍,为加减复脉汤,能滋阴养血,生津润燥。用于温热病后期,邪热久羁,阴液亏虚证。

(2) **后世类方**:天王补心丹(《摄生秘剖》)、清营汤(《温病条辨》)。

3. 益胃生津为主

(1) **麦冬配淡竹叶、石膏、半夏等**:清热除烦。麦冬补肺胃之阴;半夏降逆和胃,滋而不腻,燥而不伤阴,能清热滋阴和胃。代表方:竹叶石膏汤。

(2) **后世发展**:麦冬配生地黄、玉竹、沙参等。麦冬味甘柔润,性偏苦寒,长于益胃生津清热;生地黄滋阴清热,玉竹、沙参养阴生津。诸药合用能益胃生津,清热滋阴,常用于热伤胃阴,口干舌燥,胃脘疼痛,呕吐,大便干结等症。代表方:益胃汤。

【**用法用量**】 内服:煎汤,6~12g;宜久煎;或代茶饮;或煎膏滋;或入粥。

【**炮制品**】 生麦冬滋阴润肺力专,多用于燥热咳嗽,肺痨潮热,吐血、咳血;朱砂拌麦冬清心除烦力胜,多用于心烦不安,或不易入眠;炒麦冬养胃生津力强,多用于消渴善饮,或气短口干,或大便秘结等。

【**使用注意**】 风寒感冒,湿痰咳嗽,以及脾胃虚寒泄泻者忌服。

【**参考资料**】

1. 古籍摘要 《神农本草经》:"主心腹结气,胃络脉绝,羸瘦短气。"

《本草汇言》:"清心润肺之药。主心气不足,惊悸怔忡,健忘恍惚,精神失守;或肺热肺燥,咳声连发,肺痿叶焦,短气虚喘,火伏肺中,咯血咳血;或虚劳客热,津液干少;或脾胃燥涸,虚秘便难。"

2. 现代研究

(1) **化学成分**:本品含多种甾体皂苷、β-谷固醇、豆固醇、高异黄酮类化合物、多种氨基酸、多种类型的多聚糖、维生素 A 样物质,以及铜、锌、铁、钾等成分。

(2) **药理作用**:麦冬能增强垂体-肾上腺皮质系统功能,提高机体适应性,增强单核吞噬细胞系统吞噬能力,增加外周白细胞。有抗菌、抗缺氧、降血糖、抗心律失常及扩张外周血管等作用。

(3) **现代临床应用**

1) 治疗慢性咽炎:应用沙参麦冬润肺颗粒治疗慢性咽喉炎。将 90 例患者随机分为两组,治疗组 45 例,对照组 45 例,治疗组使用沙参麦冬润肺颗粒,对照组使用头孢氨苄胶囊治疗,对比观察疗效,两组一般资料比较,差异无统计学意义($P>0.05$)。

2) 治疗糖尿病周围神经病变:自拟花粉麦冬汤治疗糖尿病周围神经病变,方法:将 84 例病例随机分为两组,每组 42 例,两组病例均给予常规治疗,对照组在此基础上口服甲钴胺片,治疗组在此基础上给予自拟花粉麦冬汤治疗。8 周为一疗程,一疗程后评定疗效。结果:对照组治疗后总有效率为66.7%,治疗组治疗后总有效率 90.5%,两组病例治疗后总有效率比较,差异有统计学意义($P<0.05$)。

3) 治疗慢性支气管炎:对确诊内邪干肺型慢性支气管炎患者 70 例,给予沙参麦冬汤加减治疗。结果临床控制 22 例,显效 25 例,有效 18 例,总有效率 92.86%。

第十三节　收 涩 药

五 味 子

本品为木兰科植物五味子 *Schisandra chinesis* (Turcz.) Baill. 的干燥成熟果实。习称"北五味子"。秋季果实成熟时采摘,晒干或蒸后晒干,除去果梗和杂质。主产于辽宁、吉林、黑龙江等省,河北亦产。

【别名】　北五味子、玄及、会及、五梅子、山花椒。

【处方用名】　五味子、醋五味子。

【药性】　酸、甘,温。归肺、心、肾经。

【功效】　收敛固涩,益气生津,补肾宁心。

【临床应用】

1. 敛肺止咳

(1) 五味子配干姜:相伍为用可治痰饮之根本,在治嗽方证应用虚实咸宜。代表方:苓甘五味姜辛汤。

苓甘五味姜辛汤

茯苓四两　甘草三两　干姜三两　细辛三两　五味子半升

上五味,以水八升,煮取三升,去滓,温服半升,日三服。

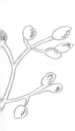

184

(2) **干姜、麻黄等与五味子合用**:温中散寒,温肺化饮。代表方:小青龙汤。

小青龙汤

麻黄三两(去节) 芍药三两 细辛三两 干姜三两 甘草三两(炙) 桂枝三两(去皮) 五味子半升 半夏半升(洗)

上八味,以水一斗,先煮麻黄,减二升,去上沫,纳诸药,煮取三升,去滓,温服一升。

(3) **五味子配射干、麻黄等**:消痰利咽,上敛肺气,下滋肾阴。代表方:射干麻黄汤等。

射干麻黄汤

射干十三枚 麻黄四两 生姜四两 细辛、紫菀、款冬花各三两 五味子半升 大枣七枚 半夏八枚(大者,洗)

以水一斗二升,先煎麻黄二沸,去上沫,纳诸药,煮取三升,分温三服。

(4) **五味子配厚朴、麻黄等**:温肺化饮,利气降逆。代表方:厚朴麻黄汤。

厚朴麻黄汤

厚朴五两 麻黄四两 石膏(如鸡子大) 杏仁半升 半夏半升 干姜二两 细辛二两 小麦一升 五味子半升

上九味,以水一斗二升,先煮小麦熟,去滓。纳诸药,煮取三升,温服一升,日三服。

2.**益气生津** 五味子配甘草:能酸甘化阴,生津止渴而治口燥。代表方:桂枝茯苓五味子汤。

桂枝茯苓五味子汤

茯苓四两 桂枝四两(去皮) 甘草三两(炙) 五味子半升

上四味,以水八升,煮去三升,去滓,分温三服。

【用法用量】 2~6g,研末服 1~3g。

【炮制品】 生用,或酒炒、酒蒸、炒炭用。五味子具酸涩收敛之性,用于止咳、止汗、涩精、止泻;醋制后,增强酸涩收敛之性,用于咳嗽、遗精、泄泻;酒制后,增强益肾固精作用;蜜五味子敛肺、润肺、止咳。

185

1.**五味子**　敛肺止咳,生津敛汗。

(1)**肺虚咳喘**:五味子汤,配人参、麦冬、苦杏仁、橘皮、生姜、大枣。益气敛肺,化痰止咳。

(2)**肾虚气喘**:都气丸,配熟地黄、山茱萸、山药、茯苓、牡丹皮。滋肾纳气。

(3)**津伤口渴**:生脉散,配麦冬、人参。益气生津,敛阴止汗。

2.**酒五味子**　益肾固精。

(1)**梦遗滑精**:苓术菟丝丸,配山药(炒)、菟丝子(酒制)、白术(泔水制)、杜仲(酒制)、莲子肉等。补肾固精。

(2)**阴虚诸证**:苁蓉补肾丸,配熟地黄、菟丝子、肉苁蓉。滋阴补肾,强精壮骨。

(3)**心脾不足**:人参养荣丸,配人参、白术(麸炒)、当归、黄芪(制)、熟地黄、远志(甘草水制)等。益气补血,养心安神。

3.**醋五味子(蒸五味子)**　酸涩收敛。

(1)**五更泄泻**:四神丸,配肉豆蔻(煨)、补骨脂(盐水制)、吴茱萸(甘草水制)。温补脾肾,固肠止泻。

(2)**腰腿无力**:无比山药丸,配山药、杜仲(炒)、菟丝子(盐水制)、肉苁蓉(酒蒸)、巴戟天(甘草水制)、赤石脂(醋煅)等。滋阴补肾,健脾益胃。

(3)**惊悸不安**:柏子养心丸(片),配柏子仁、黄芪、茯苓、酸枣仁(炒)、半夏曲、远志(甘草水制)等。补气养血,安神益智。

【使用注意】　外有表邪,内有实热,或咳嗽初起、痧疹初发者忌服。

【参考资料】

1.**古籍摘要**　《神农本草经》:"主益气,咳逆上气,劳伤羸瘦,补不足,强阴,益男子精。"

《本草备要》:"性温,五味俱全,酸咸为多,故专收敛肺气而滋肾水,益气生津,补虚明目,强阴涩精,退热敛汗,止呕住泻,宁嗽定喘,除烦渴。"

《医林纂要》:"宁神,除烦渴,止吐衄,安梦寐。"

2.**现代研究**

(1)**化学成分**:北五味子主含挥发油、有机酸、鞣质、维生素、糖及树脂等。种子挥发油中的主要成分为五味子素。

(2)**药理作用**:五味子对心脏有强心作用,使心肌收缩有力,对呼吸有兴奋作用,其酸性有明显的祛痰作用。又能降血压,促进胆汁分泌,降低血

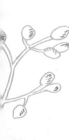

清转氨酶,具解毒保肝作用。有与人参相似的适应原样作用,能够增强机体对非特异性刺激的防御能力。具有较强效的抗自由基作用,降低血清过氧化脂质含量,提高超氧化物歧化酶(SOD)活性,起到抗衰老作用。并且具有克服肿瘤多药耐药性、增加抗肿瘤药药效、预防蒽环类药物心肌毒性的多重功能。

(3) 现代临床应用:治不寐,胁痛。用五味子治不寐,五味子 20g 开水浸泡放入适量白糖,酸甜可口,代茶饮,每日 1 剂,1 周后症状渐消,连用 1 个月余,余症消除,以后每晚不用服安眠药均可自然入睡,此后患者稍有不适,自服此药则可以改善症状,本病已多年未复发。以五味子为主治胁痛,五味子 20g、白芍 15g 水煎代茶饮,待胁痛缓解后,五味子加枸杞子 20g 水煎,每日 2 次,每次 100ml,服药 2 个月后复查肝功能,正常。

3.不良反应 五味子有小毒,能兴奋呼吸中枢,使呼吸频率及幅度增加。五味子挥发油灌胃后,出现呼吸困难、运动减少。因酸性较重,少数患者服药后有胃部不适感。临床有致窦性心动过速、呼吸抑制的个案报道。

赤 石 脂

本品为硅酸盐类矿物多水高岭石族多水高岭石,主含四水硅酸铝 $[Al_4(Si_4O_{10})(OH)_8 \cdot 4H_2O]$。采挖后,除去杂石。

【别名】 赤石土、红高岭、赤符。

【处方用名】 赤石脂、煅赤石脂。

【药性】 甘、酸、涩、温。归大肠、胃经。

【功效】 涩肠,止血,生肌敛疮。

【临床应用】

1.涩肠止泻,收敛止血 赤石脂配禹余粮:涩肠止泻,收敛止血,主治久泻久痢,便血脱肛,崩漏下血,带下等症。代表方:赤石脂禹余粮汤。

赤石脂禹余粮汤

赤石脂一斤(碎) 太一禹余粮一斤(碎)
上两味,以水六升,煮取二升,去渣。分温三服。

187

赤石脂甘酸性温,禹余粮甘涩性平,二药皆入胃与大肠,而具收涩固脱的效用,善治久泻久利,滑脱不禁之证。赤石脂色赤入丙,助火以生土,禹余粮色黄入戊,实胃而涩肠,用以治下焦之标,实以培中宫之本也。

2. 温中祛寒,涩肠止泻 赤石脂配干姜、粳米:温中祛寒,涩肠止泻,主治中寒下利脓血之证,症见下利不止,赤白脓血。代表方:桃花汤。

桃 花 汤

赤石脂一斤(一半全用,一半筛末) 干姜一两 粳米一升

上三味,以水七升,煮米令熟,去滓,温服七合,纳赤石脂末方寸匕,日三服,若一服愈,余勿服。

赤石脂固涩下元,干姜温中散寒,粳米养胃以扶正。仲景用桃花汤,治下利便脓血,取赤石脂之重涩,入下焦血分而固脱;干姜之辛温,暖下焦气分而补虚;粳米之甘温,佐赤石脂、干姜而润肠胃也。

【用法用量】 内服:9~12g,先煎。外用:适量,研末敷患处。

【炮制品】 赤石脂、煅赤石脂。赤石脂治久泻久痢,崩漏带下;外用又可生肌敛疮止血,治疮疡不敛、外伤出血等;煅赤石脂,有利于有效成分的煎出,增强疗效。

【使用注意】 不宜与肉桂同用。

【参考资料】

1. **古籍摘要** 《神农本草经》:"主黄疸,泄痢,肠澼脓血,阴蚀下血赤白,邪气痈肿,疽痔恶疮,头疡疥瘙。"

《名医别录》:"主养心气,明目,益精,疗腹痛泄澼,下痢赤白,小便利,及痈疽疮痔,女子崩中、漏下、产难、胞衣不出。"

《药性论》:"补五脏虚乏。"

2. **现代研究**

(1) 化学成分:主含水化硅酸铝;尚含相当多的氧化铁、三氧化二铝和二氧化硅,以及钛、镍、锶、钡等微量元素。

(2) 药理研究:内服能吸着消化道内有毒物质及食物异常发酵的产物等。对发炎的胃肠黏膜有局部保护作用,并对胃肠道出血有止血作用。赤石脂20g/kg、40g/kg灌胃,可缩短小鼠(毛细管法)凝血时间和大鼠血浆复钙时间,对 ADP 诱导的家兔、大鼠血小板聚集和小鼠体内 ADP 诱导的血小

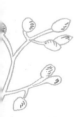

板血栓形成均有抑制作用。

(3) 现代临床应用

1) 治疗脱肛:赤石脂、禹余粮各 15g,菟丝子、炒白术各 9g,补骨脂 6g,炙甘草、升麻、炮干姜各 4.5g,随证加减,水煎服,治疗 14 例,皆有效果。用石榴皮(鲜者佳,干者亦可)30~60g 煮水外洗肛门,然后将赤石脂(研为极细面)均匀撒在敷料上,敷托住肛门用胶布固定,治疗小儿脱肛见效快。

2) 治疗烧烫伤:寒水石、赤石脂、大黄、黄柏各 20g,冰片 12g。前 4 味经高压灭菌后,与冰片共研细末装瓶备用。伤面干者用香油调敷患处,伤面湿者用干药末,每日早晚各用药 1 次。治疗 50 例,皆愈。治疗时间最短者 7 天,最长者 15 天。

3. 不良反应 本品常规剂量使用时,一般无不良反应。但剂量较大时,会出现消化系统不良反应,如恶心、呕吐、胃脘不适等。

第十四节 涌 吐 药

瓜 蒂

为葫芦科植物甜瓜 *Cucumis melo* L. 的果蒂。全国各地多有栽培。夏季甜瓜盛产时,将尚未老熟果实摘下,切取果蒂,阴干。生用。

【别名】 瓜丁、苦丁香、甜瓜把。

【处方用名】 甜瓜蒂。

【药性】 苦,寒;有毒。归胃经。

【功效】 涌吐痰食,祛湿退黄。

【临床应用】 涌吐痰食为主。瓜蒂与赤小豆、香豉配伍:涌吐痰涎宿食。代表方:瓜蒂散。

瓜蒂苦寒,归胃经,治涌吐痰食;香豉归肺胃经,解肌发表,治心烦、胸闷;赤小豆甘、酸、平,解毒排脓,利水消肿,治肠痈腹痛。同瓜蒂一同治宿食停滞胃脘,胸脘痞硬,气逆上冲者,或误食毒物不久,尚停留于胃者。

瓜 蒂 散

瓜蒂一分(熬黄)　赤小豆一分

上二味,各别捣筛,为散已,合治之,取一钱匕,以香豉一合,用热汤七合,煮作稀糜,去滓。取汁和散,温顿服之。不吐者,少少加,得快吐乃止。

【用法用量】 内服:煎汤,2.5~5g;或入丸散服,0.3~1g。外用:适量,研末吹鼻,待鼻中流出黄水即停药。

【使用注意】 体虚、吐血、咯血及上部无实邪者忌服。服药后含砂糖一块,下咽,能增强药力。如中毒剧烈呕吐不止者,用麝香0.1~0.15g,开水冲服以解之。

【参考资料】

1. 古籍摘要 《神农本草经》:"咳逆上气,及食诸果,病在胸腹中,皆吐下之。"

《名医别录》:"去鼻中息肉,疗黄疸。"

《本草纲目》:"吐风热痰涎,治风眩头痛,癫痫喉痹,头目有湿气。"

2. 现代研究

(1) 化学成分:本品主要含葫芦素B、葫芦素D、葫芦素E(即甜瓜素或甜瓜毒素),异葫芦素B及葫芦素B苷等。

(2) 药理作用:甜瓜素能刺激胃感觉神经,反射地兴奋呕吐中枢而致吐;能明显降低血清ALT,对肝脏的病理损害有一定的保护作用,能增强细胞免疫功能;尚能抗肿瘤、降血压、抑制心肌收缩力、减慢心率等。

(3) 现代临床应用

1) 治疗急性黄疸性传染性肝炎:用瓜蒂散(甜瓜蒂用文火焙,研末)0.1g吹入两鼻孔,每天1次,3天为一疗程,间隔3~7天进行下一个疗程。治疗黄疸型病毒性肝炎高胆红素血症188例,经过1个月的疗效观察,显效153例,有效31例,无效4例,总有效率为97.4%。

2) 治疗慢性乙型肝炎:将瓜蒂100g、赤小豆50g、秫米50g,研极细末,装瓶备用。每次给药7g,分4等份,交替吹入两鼻孔内,喷一侧鼻孔后,停20分钟再喷另一侧。4天喷药1次,喷药8次后改为6天喷药1次。治疗期间患者停用其他药物。疗程为2个月。治疗慢性乙型肝炎60例,痊愈5例(8.3%),临床近期治愈36例(60.0%),好转14例(23.3%),无效5例(8.3%),总有效率91.7%。

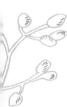

3）治疗原发性肝癌：从瓜蒂中提取葫芦素，制成葫芦素片，每片含0.5mg（主含葫芦素 B、葫芦素 E），每次 2~4 片，每日 3 次，饭后服，3 个月为一疗程。共治 169 例，有效率 69%，显效率 39%。临床观察表明，该药与氟尿嘧啶比较，在改善症状、消除肝痛、缩小瘤体、延长生存期及恢复体力等方面，具有明显的优势，且无一般化疗药物的毒副作用。

4）治疗湿重头痛：将甜瓜蒂研细末，用 0.1g 搐鼻，让鼻中流出黄水。治疗湿重头痛 28 例，皆有效。

3. **不良反应** 中毒主要表现为头晕眼花、脘腹不适、呕吐、腹泻，严重者可因脱水造成电解质紊乱，终致循环衰竭及呼吸中枢麻痹而死亡。救治方法：宜用高锰酸钾溶液洗胃，口服药用炭，大量补液，皮下注射阿托品；呼吸抑制者，可用尼可刹米、咖啡因等，吸氧。昏迷抽搐时，用甘露醇或山梨醇，快速静脉滴注；血压下降时，可用升压药；酌情使用细胞色素 C、ATP、辅酶A 等。

方剂汉语拼音索引

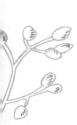